甲状腺外科学
Thyroid Surgery

原　著　Mario Testini ｜ Angela Gurrado
主　译　蔡　明　田　文
副主译　李　超　郑传铭　张成瑶

北京大学医学出版社

JIAZHUANGXIAN WAIKEXUE

图书在版编目（CIP）数据

甲状腺外科学 /（意）马里奥·特斯蒂尼（Mario Testini），（意）安吉拉·古拉多（Angela Gurrado）原著；蔡明，田文主译. -- 北京：北京大学医学出版社，2025.8. -- ISBN 978-7-5659-3437-7

Ⅰ. R653

中国国家版本馆CIP数据核字第2025K52W37号

北京市版权局著作权合同登记号：图字：01-2025-2359

First published in English under the title
Thyroid Surgery
edited by Mario Testini and Angela Gurrado
Copyright © Mario Testini and Angela Gurrado, 2024
This edition has been translated and published under licence from Springer Nature Switzerland AG.

Simplified Chinese translation Copyright © 2025 by Peking University Medical Press.
All Rights Reserved.

甲状腺外科学

主　　译：蔡　明　田　文
出版发行：北京大学医学出版社
地　　址：（100191）北京市海淀区学院路38号　北京大学医学部院内
电　　话：发行部 010-82802230；图书邮购 010-82802495
网　　址：http://www.pumpress.com.cn
E — mail：booksale@bjmu.edu.cn
印　　刷：北京金康利印刷有限公司
经　　销：新华书店
责任编辑：冯智勇　　责任校对：靳新强　　责任印制：李　啸
开　　本：787 mm×1092 mm　1/16　印张：10　字数：245千字
版　　次：2025年8月第1版　2025年8月第1次印刷
书　　号：ISBN 978-7-5659-3437-7
定　　价：150.00元

版权所有，违者必究

（凡属质量问题请与本社发行部联系退换）

译者名单

（按姓名汉语拼音排序）

蔡　明	重庆大学附属肿瘤医院
陈紫巍	重庆大学附属肿瘤医院
敬　然	重庆大学附属肿瘤医院
李　超	四川省肿瘤医院
李丹丹	重庆大学附属肿瘤医院
刘　虹	重庆大学附属肿瘤医院
莫金华	重庆大学附属肿瘤医院
彭　阳	重庆医科大学附属第一医院
田　文	中国人民解放军总医院第一医学中心
王　冰	中国人民解放军总医院第一医学中心
王洪鹏	重庆大学附属肿瘤医院
汪　旭	四川省肿瘤医院
张成瑶	重庆大学附属肿瘤医院
张俊斌	重庆大学附属肿瘤医院
张　佩	重庆大学附属肿瘤医院
郑传铭	浙江省人民医院
周奥妮	浙江省人民医院

译者前言

甲状腺癌是近 20 年来发病率增长较快的恶性肿瘤之一，手术是其最主要的治疗手段。随着甲状腺癌发病率的爆发式增长，甲状腺外科的发展也日新月异，新技术、新设备、新理念不断涌现。我们怀着对医学的敬畏和对传播知识的热情，完成了这本甲状腺外科学英文书籍的翻译工作。

本书是甲状腺外科学领域的一部力作。它全面且深入地阐述了甲状腺外科的各个方面，包括甲状腺外科的发展历史、甲状腺疾病的诊断及分类、手术前及麻醉准备、各种手术方式（开放、微创、腔镜、机器人等术式）、淋巴结清扫术、神经监测技术、能量装置及光学放大设备、止血剂应用、并发症处理等，针对新技术应用方面也作了全面介绍。它不仅为专业的外科医生提供了丰富的临床指导，也为相关研究人员提供了宝贵的学术资源。

本书的主要翻译工作由重庆大学附属肿瘤医院蔡明教授团队完成，同时还得到了中国人民解放军总医院田文教授团队、四川省肿瘤医院李超教授团队、浙江省人民医院郑传铭教授团队的大力支持和配合。在翻译过程中，我们参考了甲状腺相关领域的前沿文献和研究成果，力求保持原著的严谨性和准确性，同时兼顾中文的表达习惯，注重语言的流畅性和可读性。然而，由于医学知识的不断更新和语言文化的差异，翻译工作难免存在一些偏差和不足之处。我们诚挚地希望读者在阅读过程中能够不吝赐教，提出宝贵的意见和建议，以便我们在今后的工作中不断改进和完善。

最后，我们要特别感谢原著作者的辛勤创作和无私奉献，感谢北京大学医学出版社的精心策划和大力支持，感谢参与本书翻译和校对工作的全体成员的辛勤付出。希望这本著作能够对我国甲状腺外科的发展起到积极的推动作用，帮助更多的医学工作者提升专业水平，为患者提供更优质的医疗服务。

蔡　明

重庆大学附属肿瘤医院

原著序一

1994 年意大利外科学会发布了第一份两年期报告，距今已有 30 年的历史。在此期间，意大利外科专家在 60 部专著中探讨了这些高度相关的主题。自 2007 年以来，这些书籍已由 Springer 用英文出版，作为 Updates in Surgery 系列的一部分。

本书 20 个章节讨论的主题范围从甲状腺手术的历史到甲状腺外科疾病的诊断和分类，包括对开放、微创、经口和机器人甲状腺切除术的描述。本书还特别关注了淋巴结清扫术和神经监测技术，以及包括能量装置、光学设备和止血系统在内的现代辅助治疗工具，并对甲状腺手术的重要并发症进行了全面的分析。第 19 章更是专门介绍了甲状腺手术的训练与学习曲线。我相信，这本全面反映新进展且易于阅读的教科书将成为年轻外科医生接触甲状腺外科领域以及希望深入研究甲状腺外科的专家的重要参考资料。

Massimo Carlini
President
Italian Society of Surgery

原著序二

在过去的 20 年里，甲状腺癌的发病率在全世界范围内不断上升。在大多数情况下，手术是唯一或最主要的治疗方法，这也是本书引起外科界广泛关注的原因。本书作者对所有甲状腺手术方式都有非常深入的了解，从大型和复杂的干预到微创技术的进展，凭借他们的丰富经验探索了甲状腺手术的奥妙世界：从开创性的、技术要求最高的手术到综合但极具挑战性的肿瘤根治手术。

本书还对这种精细且奥妙的手术的并发症给予了详细真实的剖析。

尽管本书格式灵活，但作者以科学严谨和深思熟虑的态度详尽地描述了甲状腺外科的所有相关领域。作者能够以如此看似简单的方式掌握手术技巧，其背后是丰富的临床经验和对相关文献的扎实了解作为支撑。

我认为这本书不仅是所有外科医生的可靠工具，也可为对颈部手术感兴趣的年轻医生提供灵感来源。

Paolo Miccoli
Emeritus Professor of Surgery
University of Pisa

原著前言

在历史上，自公元 952 年首次报道成功治疗 Albucasis 的甲状腺肿以来，甲状腺切除术在好几个世纪中的死亡率居高不下（高达 40%），甚至在 1850 年一度被禁止操作。20 世纪初，随着全身麻醉、消毒、手术技术和仪器的进步使手术的死亡率显著下降，1917 年 Kocher 记录的死亡率降至 0.18%。1973 年，William Thompson 将囊外分离技术标准化，现代甲状腺手术方法由此诞生。

如今，得益于对外科解剖学的透彻了解，通过不断学习，积累丰富经验，技术更加熟练，加上经过磨炼和标准化的手术技巧，甲状腺手术已变成了一项非常安全的手术技术。早在 20 世纪 80 年代末开始从事甲状腺手术时，本书的第一主编就因为甲状腺手术过程动作轻柔、涉及的解剖学知识以及手术方法标准化等原因，将甲状腺全切除术视为"完美的手术"。

如今，甲状腺手术在世界各地广泛开展，包括内分泌外科医生、普外科医生、外科肿瘤学家以及耳鼻喉科医生都在积极地开展针对各种甲状腺良性和恶性疾病的治疗。事实上，全球许多中心都在讨论谁有资格进行甲状腺手术：在美国，大多数头颈外科医生多年来一直在进行甲状腺手术。相比之下，许多欧洲国家的甲状腺手术仍然由普外科医生主导。甲状腺手术能力和资格并非由外科专业的基本认证决定，而是取决于每位外科医生的技能和手术经验。保持这种专业知识需要在培训期后进行数量足够多的甲状腺和颈部手术操作。然而现实情况并不容乐观，仍然有很大一部分甲状腺切除术在大型医疗中心之外进行。有报告称超过 50% 的甲状腺手术是由每年手术量不到 5 例的外科医生操作……正如文献所报道的那样，我们认为一些甲状腺病例仍散落在部分操作经验有限的中心当中。现如今，甲状腺手术像许多当代外科技术一样（包括肝胆胰、上消化道以及结直肠的微创手术等），在追求规范化的道路上仍然是任重而道远。

Mario Testini

Angela Gurrado

目　录

第一篇　甲状腺外科手术的一般情况和适应证

第1章　甲状腺手术史 ··· 3

第2章　甲状腺手术的术前检查、知情同意、预防性抗生素使用以及麻醉 ······ 9

第3章　非肿瘤性和不确定性的甲状腺病变 ···································· 15

第4章　可疑恶性及恶性甲状腺肿瘤 ··· 19

第5章　胸骨后、残余和复发性甲状腺肿 ······································· 27

第二篇　颈部入路和腔镜入路手术

第6章　常规开放甲状腺切除术 ··· 35

第7章　微创腔镜辅助甲状腺切除术 ··· 45

第8章　甲状腺乳头状癌颈淋巴结清扫术 ······································· 53

第9章　机器人辅助经腋窝甲状腺切除术 ······································· 63

第10章　机器人双侧腋乳入路甲状腺切除术 ··································· 71

第11章　经口腔前庭腔镜下甲状腺切除术：5年经验教训 ··················· 77

第三篇　围手术期并发症的预防和管理

第12章　甲状腺手术中的喉神经监测 ·· 87

第13章　甲状腺切除术中甲状旁腺自体移植：自体荧光与吲哚菁绿的作用 ··· 95

第 14 章 甲状腺手术中的能量装置、止血剂和光学放大设备 …………… 101

第 15 章 术后甲状旁腺功能减退症 ………………………………………… 107

第 16 章 喉神经麻痹 ………………………………………………………… 113

第 17 章 颈部血肿及切口并发症 …………………………………………… 121

第 18 章 气管损伤 …………………………………………………………… 125

第四篇　新视角

第 19 章 甲状腺手术的训练与学习曲线 …………………………………… 133

第 20 章 甲状腺癌血管生成微环境：新的预后标志物研究 ……………… 139

第一篇
甲状腺外科手术的一般情况和适应证

第 1 章 甲状腺手术史

1.1 导言

"甲状腺切除术对于甲状腺肿的治疗，或许比任何手术更能体现外科艺术的最高成就。"William Halsted 在他 1920 年的著作《甲状腺肿的手术故事》(The operative story of goitre)中以这句话开篇。这无疑是开启甲状腺手术历史篇章的最佳方式，能够凸显此领域手术的重要性和难度[1]。

回顾甲状腺和甲状旁腺技术的发展史，两者形成了有趣的对比：在甲状腺手术中，最初是外科医生为了解决由解剖问题（如移位和压迫邻近结构）引起的一系列症状从而进行手术，然后生理学家受到启发，开始在实验室寻找解决甲状腺手术并发症的方法，进而开始研究甲状腺的功能。而对于甲状旁腺，首先由生理学家研究了腺体的激素功能及其与肾脏和骨骼的相互作用，随后外科医生才开始对患者进行手术治疗以缓解其相应的症状。

几千年来，甲状腺肿一直被认为是一种常见的、致命的且无法手术的疾病。患者常常遭受窒息、吞咽困难、心力衰竭和令人痛苦的外形损毁。

尽管早在公元前 2700 年中国就有关于甲状腺肿的记载，直到公元 1000 年左右，才由 Albucasis（Abū al-Qāsim Khalaf al-Zahrāwī，936—1013）首次成功完成了甲状腺肿切除手术。Albucasis 生活在巴格达，他在经历以下事件后自信地完成了手术："一位"无知的人"曾尝试过类似的手术，导致患者因动脉受伤几乎失血而死。Albucasis 非常清楚如何通过结扎和烧灼来控制出血。"[1]

1.2 从解剖学角度认识甲状腺

有趣的是，直到文艺复兴时期，正常甲状腺的解剖结构才被人们所知。Leonardo da Vinci（1452—1519）首次描述了正常的甲状腺解剖，并将其确认为一个解剖学器官，而不仅仅是几个世纪以来人们所认为的病理异常。他将甲状腺画成一个球形、双叶结构，并认为这是两个腺体，填充了分隔气管和锁骨之间的空隙，但他的这些绘图在 3 个世纪内竟无人知晓。其他人则对甲状腺的功能进行了思考（润滑颈部、使其更具美感；或者考虑到腺体是血液缓冲器，保护大脑免受心脏血流骤增的影响）。

1543 年，解剖学家 Andreas Vesalius（Andreas van Wesel，1514—1564）首次对甲状腺进行了解剖描述和插图绘制。与 Vesalius 同期工作的 Bartholomeus Eustachius（Bartholomeus Eustachius，1520—1674）不仅发现了肾上腺，还更准确地将甲状腺描述为一个由峡部连

接其两叶的单一"甲状腺腺体",但他的研究直到 18 世纪初才被发表 [2]。

1656 年,解剖学家 Thomas Wharton(1614—1673)在他的著作《腺体学:全身腺体的描述》(*Adenographia: sive glandularum totius corporis description*)中确立了"甲状腺"(glandula thyroidea)一词,尽管他认为甲状腺由两个独立的腺体组成。这个名字归因于其与甲状软骨的紧密毗邻,而甲状软骨的名称可以追溯到古希腊医学文献:事实上,希腊解剖学家称这种软骨为 θυρεοειδής(thyreoides),因为它的形状让人联想到盾牌,希腊语为 θυρεός(thyreos)。

1.3 甲状腺手术的首次尝试

早期的甲状腺手术的发展源于 12 世纪和 13 世纪的萨莱诺学派,他们使用丝线、热烙铁和腐蚀性粉末进行手术,结果往往是致命的。

Guilielmus Fabricius Hildanus(Wilhelm Fabry,1560—1634)报告称,1596 年,"一位江湖医生尝试为一名 10 岁女孩切除甲状腺肿。她在手术过程中死亡,该医生被监禁。"[1]

1791 年,Pierre-Joseph Desault(1738—1795)成功切除了大部分增大的甲状腺(据文献记载)。在《医学科学词典》(*Dictionnaire des Sciences Médicales*)中描述了 Desault 对另一位女性患者进行的手术:"手术开始后出血非常严重,他放弃了继续切除,仅将已切下的腺体部分结扎。"该患者随后因痉挛而死亡 [2]。

直到 19 世纪中叶,甲状腺手术技术才有所改进。到 19 世纪 50 年代,甲状腺手术后的死亡率约为 40%。法国医学科学院谴责任何类型的甲状腺手术,曾进行过 5 次甲状腺手术的 Robert Liston(1794—1847)在 1846 年写道:"……这是一个绝对不可考虑的操作。"[3] 同一时期,著名的美国外科医生 Samuel D. Gross(1805—1884)写道:"当甲状腺处于肿大状态时,能否在合理的希望下切除以拯救患者?经验明确地回答:不能。如果有外科医生愚蠢地尝试,每一步都会充满困难,他的每一刀都会伴随着血流如注,幸运的话,他的受害者能活得足够久让他完成这场可怕的屠杀。任何诚实而理智的外科医生都不会参与这种手术。"[2,3]

在 19 世纪 50 年代,外科医生尝试了多种切口,包括纵向、斜向和偶尔的 Y 形切口,但出血通常未能得到充分控制。伤口通常是敞开的,空腔要么被填塞,要么任其积血。

1.4 甲状腺手术的进展

尽管甲状腺手术遭到反对,外科学和内科学在 19 世纪下半叶仍取得了长足的进步。Paul Sick(1836—1900)、Jacques-Louis Reverdin(1849—1908)、Theodor Billroth(1829—1894)、Theodor Kocher(1841—1917)、Victor Horsley(1857—1916)、William Halsted(1852—1922)、George Murray(1865—1939)等的研究结果表明,甲状腺切除术后患者的状况发生了显著变化,手术也变得越来越安全。

与此同时,甲状腺功能的重要性逐渐被发现。Paul Sick 报道说,一名活泼快乐的 10 岁男孩在斯图加特(德国)被另一位外科医生切除甲状腺后变得"安静和迟钝"。1882 年,Reverdin 描述了几名在切除甲状腺后 2~3 个月变得虚弱和贫血的患者,其中 2 名患者出现了手部和面部水肿，并呈现呆小症的外观[4]。

麻醉、无菌概念和外科止血器械等重大创新为更安全的新型手术方法奠定了基础。现代手术麻醉时代始于 William Morton（1819—1868）：1846 年，他在波士顿马萨诸塞州总医院展示了乙醚的功效。1849 年，Nikolaj Ivanovič Pirogov（1810—1881）在俄罗斯圣彼得堡首次实施了全身麻醉下的甲状腺切除术。

1867 年，Joseph Lister（1827—1912）提出的无菌概念是外科革命的第二步。随后，Gustav Neuber（1850—1932）将手术帽和手术服带入了手术室，从而引出了术中无菌概念。1886 年，Ernst von Bergmann（1836—1907）在柏林提出了手术器械蒸汽消毒法。

Thomas Spencer Wells（1818—1897）通过发明一种简单的自持式动脉钳实现了止血，减少了手术出血，并最终降低了死亡率。

从 1850 年到 1875 年，由于对患者疼痛和活动的更好控制以及止血措施的改进，甲状腺手术的死亡率减少了一半。这样一来，外科医生有更多时间处理基础解剖结构，从而实现更成功的甲状腺切除术，并确保术后安全、无感染。

这一时期的另一个重大进展是出现了一批技术精湛的外科医生[5,6]。

1.5 Billroth 和 Kocher

Theodor Billroth 在 31 岁时被任命为苏黎世大学的外科主任：在这所位于世界甲状腺肿高发地区之一的新建大学医院里，他开始谨慎地对窒息性大甲状腺肿进行手术治疗。然而，在最初的 6 年里，他进行了 20 例甲状腺切除手术，死亡率高达 40%。Billroth 认为这是灾难性的结果，因此他几乎在接下来的十年里放弃了这一手术。1877 年，随着无菌概念的出现，他重新开始了甲状腺手术，死亡率降至 8%。Billroth 的手术方法包括分割胸锁乳突肌，并通过结扎实现止血。

1860 年，Billroth 与 B. Langenbeck 和 G. Gurlt 共同创办了世界上历史最悠久的外科医学杂志《临床外科档案》（*Archiv für klinische Chirurgie*），现在称为《兰根贝克外科档案》（*Langenbeck's Archives of Surgery*）。1863 年，他出版了教科书《普通外科病理学与治疗》（*Die Allgemeine Chirurgische Pathologie und Therapie*）。1867 年，他接受了维也纳大学外科主任的职位。

他是当时世界上经验最丰富的外科医生，许多重要的外科医生（如 von Mikulicz、von Eiselberg 和 Wolfler）都曾在他门下学习。他还成功实施了第一例喉切除术和第一例食管切除术。

然而，Theodor Kocher 被公认为"甲状腺外科之父"是当之无愧的，他在甲状腺外科史上独树一帜。

Kocher 出生于瑞士伯尔尼，在家中六个孩子中排行第二，父亲是一名工程师，母亲是一名虔诚派信徒。1865 年从伯尔尼大学毕业后，他花了 1 年时间到国外的诊所参观学习。他在格拉斯哥见证了 Lister 的革命性抗菌工作；在伦敦看到 Spencer Wells 在为人们因担心致命感染而避免进行的腹腔手术铺平道路；在巴黎见到了 Pasteur 和 Verneuil；在苏黎世与 Billroth 会面。

毕业后，他成为伯尔尼大学外科诊所的助理。在那段时期，由于与一位富有的年轻女子结婚，他需要自己挣些钱，于是他开设了私人诊所，并在动物身上私下研究止血技术。1872 年，他接替伯尔尼的前任主任 Albert Lucke 成为外科教授，尽管有人试图说服他搬到布拉格、维也纳和柏林，但他一直留在伯尔尼直到去世。

在 Kocher 被任命为伯尔尼大学教授时，瑞士的甲状腺肿非常普遍。他注意到多达 90% 的学童患有甲状腺肿。他迅速积累了丰富的甲状腺手术经验，在他的职业生涯中共进行了超过 5000 例甲状腺切除术。他是一位严谨的外科医生，非常注重止血，并引入了下甲状腺动脉结扎术，从而降低了出血的风险。他倡导无菌概念，这在他的病例死亡率数据中得到了体现。他报告称，甲状腺手术死亡率从 1870 年的 12.6% 下降到 1898 年的 0.2%。在此期间，伯尔尼成为了世界甲状腺肿手术的中心。

1867 年，Kocher 注意到他的一名早期患者，一名 10 岁的女孩，在甲状腺切除术后出现了婴儿型甲状腺功能减退症，伴有呆小病的特征。1883 年，他在第五届德国外科大会上发表了具有历史意义的论文，描述了甲状腺全切除术的副作用（甲状腺功能减退症，cachexia strumipriva）。

William Halsted 在作为研究生游历欧洲的两年期间，拜访了 Kocher 和 Billroth 的诊所以学习作为主刀医生的技术，他做了一个有趣的比较观察："Kocher 的大多数甲状腺切除术患者术后出现黏液性水肿，但很少出现手足抽搐。Billroth 的患者则恰好相反。这一现象的起因在于 Kocher 和 Billroth 应用了不同的手术技术。Kocher 以无血的手术视野、对细节的关注以及在保留周围结构的同时切除大部分甲状腺而闻名；而 Billroth 则以更快速的方法著称，导致甲状旁腺损伤和较大部分甲状腺残留。"[5]

Halsted 将 Kocher 的手术理念带回了当时几乎没有进行甲状腺手术的美国。Halsted 帮助创建了约翰·霍普金斯医院，并被任命为首任外科教授。在那里，他引入了住院医师培训制度，并培训了许多外科医生（包括 Harvey、Cushing、Horace、Crile、Lahey）。

至于 Kocher，他因对甲状腺的生理学、病理学和外科学的贡献，于 1909 年被授予诺贝尔生理学或医学奖，从而开创了内分泌学科。3 年后，他将诺贝尔奖的奖金捐赠给他所在的大学，用于建立生物研究所。虽然 Kocher 在甲状腺领域的贡献最为显著，但他是一位多才多艺且兴趣广泛的外科医生。他的疝气手术、直肠癌手术、暴露腹膜后间隙的十二指肠游离术等手术方法以及肩关节脱位复位法都广为人知，有的则以他的名字命名。他被授予了许多专业荣誉：德国外科医生协会主席、英国皇家外科医学院荣誉院士、美国外科协会荣誉会员。他的《外科手术教程》（Chirurgische Operationslehre）出版了 6 个版本，并被翻译成 6 种语言。

谈到 Kocher 的生平，我们可以提到一个有趣的细节：1913 年，Kocher 成功为 Nadežda Konstantinovna Krupskaja 进行了甲状腺切除术。Krupskaja 是一位患有 Graves 病并伴有甲状腺肿和突眼的俄国革命家，同时也是布尔什维克党领袖列宁的妻子[7]。

总之，Kocher 基于精准识别解剖结构的新手术风格，使得所有病变组织得以在最少并发症发生率和最低死亡率的情况下被彻底切除。我们有理由地说，到 1920 年，安全高效的甲状腺手术原则已经确立。

到 1938 年，Frank Lahey（1880—1953）提倡在甲状腺切除术中更广泛地暴露喉返神经。他报告称，采用这种技术，神经损伤率为 0.3%。尽管有许多关于避免喉返神经损伤的论文，但对喉上神经外支重要性的关注很少，直到 1935 年世界著名女高音歌唱家

Amelita Galli-Curci 进行了甲状腺肿手术并导致高音区声音丧失。这时有人评论道："令人惊艳的嗓音永远消失了，取而代之的是悲伤的幽灵般的声音。"[2]

第二次世界大战后，通风技术和抗甲状腺药物取得了进展。超声提高了我们的临床检查技术，而计算机断层扫描改进了我们对胸内巨大甲状腺肿的观察。1952 年，Nils Söderström 引入了细针穿刺细胞学检查，自 20 世纪 70 年代以来，这种检查方法已得到广泛应用。

1.6 新进展

新器械提供的放大功能使手术视野更加开阔，从而使手术过程更加安全，患者康复更加容易。传统的开放手术已经成为近一个世纪的标准手术方式。最初涉及一个 10 cm 的颈部中线横切口，随着时间的推移，使用放大镜提供更好的三维视野，切口大大减小到标准的 3～6 cm。毫无疑问，这种手术提供了极好的暴露，但瘢痕增生的风险和对更好美容效果的追求，促使了微创技术的发展，例如视频辅助手术、内窥镜手术和机器人手术[8-10]。

微创腔镜辅助甲状腺切除术（minimally invasive video-assisted thyroidectomy，MIVAT）是最广泛接受的内窥镜技术，由 Miccoli 于 2000 年在比萨开发，随后由 Bellantone 在罗马推广。为了避免颈部瘢痕，机器人辅助甲状腺手术（机器人辅助经腋窝甲状腺切除术，robot-assisted transaxillary thyroidectomy，RATT）得到了发展。这一手术最初由 Kang 在 2009 年提出。在意大利，比萨和摩德纳是拥有最多经验的两个中心。此外，这种手术存在显著的学习曲线、较长的手术时间，由于需要从腋窝到颈部的解剖，导致更大的侵入性以及更高的成本。唯一能够实现无瘢痕甲状腺切除术的技术是由 Richmond 在 2011 年进行的经口腔前庭入路的内窥镜甲状腺切除术（transoral endoscopic thyroidectomy with vestibular approach，TOETVA）。然而，对于这种方法仍然存在一些担忧，主要涉及肿瘤切除的完整性和技术可行性。

总之，Giddings 在 1996 年《皇家医学会杂志》(*Journal of the Royal Society of Medicine*)上发表的论述仍然非常适合作为关于甲状腺疾病诊断和管理的权威建议[3]：

每个接受甲状腺切除术的患者都应该确信：
- 手术切除方案是在准确的术前诊断基础上制订的
- 遵守完整甲状腺腺叶切除术的原则，包括峡部和锥体叶
- 保留喉返神经、喉上神经外支和颈丛皮支
- 保护甲状旁腺

这四项原则是甲状腺高质量手术的必要组成部分，也是提高总体标准以达到最优秀外科医生水平的关键。在任何情况下，只要计划采用非常规的甲状腺手术方法，我们都强烈建议将这些手术集中到拥有丰富经验的内分泌外科医生的医疗中心进行。

（Guido Gasparri 著　蔡　明译）

参考文献

1. Halsted WS. The operative story of goitre. Johns Hopkins Hosp Rep. 1920;19:71–257.
2. Slough CM, Rhian J, Randolph GW, et al. History of thyroid and parathyroid surgery. In: Randolph GW, editor. Surgery of the thyroid and parathyroid glands. Philadelphia: Saunders; 2003. p. 3–11.
3. Giddings AE. The history of thyroidectomy. J R Soc Med. 1998;91(Suppl 33):3–6.
4. Cady B. History of thyroid and parathyroid surgery. In: Cady B, Rossi RL, editors. Surgery of the thyroid and parathyroid glands. Philadelphia: Saunders; 1991. p. 1–4.
5. Rutkow IM. William Halsted and Theodor Kocher: "an exquisite friendship". Ann Surg. 1978;188(5):630–7.
6. Becker WF. Pioneers in thyroid surgery. Ann Surg. 1977;185(5):493–504.
7. Russo M, Borzì G. The rebel thyroid of a revolutionary first lady. J Endocrinol Investig. 2020;43(3):395–6.
8. Rossi L, Materazzi G, Bakkar S, Miccoli P. Recent trends in surgical approach to thyroid cancer. Front Endocrinol (Lausanne). 2021;12:699805.
9. Tae K, Ji YB, Song CM, Ryu J. Robotic and endoscopic thyroid surgery: evolution and advances. Clin Exp Otorhinolaryngol. 2019;12(1):1–11.
10. Lombardi CP, Raffaelli M, De Crea C, et al. Video-assisted versus conventional total thyroidectomy and central compartment neck dissection for papillary thyroid carcinoma. World J Surg. 2012;36(6):1225–30.

第 2 章 甲状腺手术的术前检查、知情同意、预防性抗生素使用以及麻醉

2.1 术前检查

甲状腺疾病（thyroid disease，TD）的患者术前须完善病史采集、体格检查、实验室及影像学检查，为明确诊断、拟定最佳手术方案提供依据[1]。

2.1.1 病史与临床特征

收集病史时需要了解患者既往有无放疗史、电离辐射暴露史，包括受辐射剂量、受辐射时的年龄、辐射物质的潜伏期、患者性别以及受辐射时碘缺乏的程度[2]。

根据病史资料，医生需要评估患者是否为甲状腺癌（thyroid cancer，TC）综合征及其他综合征［考登综合征、家族性息肉病、卡尼综合征、家族性 RET 基因突变（MEN 2）、沃纳综合征等］的一级亲属。例如，作为家族性 RET 基因突变（MEN 2）的一级亲属，甲状腺手术适应证及手术切除范围都将适当放宽[3]。

病史采集还应包括如何发现的结节、发现结节的时间、结节生长变化的速度，以及患者既往是否有自身免疫性甲状腺炎、甲状腺功能减退症及格雷夫斯病（Grave's disease）等病史[3]。

甲状腺肿瘤需与其他部位恶性肿瘤（肾细胞癌、肺癌、结肠癌、乳腺癌、黑色素瘤、卵巢原发癌）转移病灶相鉴别[4]。

据统计，甲状腺肿瘤机械性压迫食管出现吞咽困难的比例约为 50%[3,5]，压迫气管时可出现呼吸困难，需与心肺功能障碍引起的呼吸困难相鉴别，进展迅速的呼吸困难可能与高侵袭性恶性肿瘤有关。

甲状腺疾病患者还可出现疲劳、心悸、焦虑、失眠、怕热、怕冷、便秘、皮肤干燥、思维迟缓、水肿及体重明显波动等临床表现，需在病史中详细记录[3]。

增加手术风险的病史还包括[3]：
—个人或家族史（如麻醉并发症：恶性高热、插管困难等）；
—既往颈部手术史；
—凝血功能异常，既往有使用抗血栓形成或抗血小板药物；
—乳糜泻、炎症性肠病、Roux-en-Y 胃旁路术、慢性腹泻病史。

2.1.2 体格检查

甲状腺功能亢进的常见体征包括心率加快、高血压和眼球突出；相反，甲状腺功能减退则出现心率减慢及跟腱反射时间延长等临床表现。

一般 1 cm 以上的结节在颈部触诊中可以触及；恶性结节通常活动性较差。根据世界卫生组织甲状腺肿的分级标准，可分为 0 级（不可触及/不可见）到 3 级（远观可见）[6]。

胸骨后甲状腺肿（substernal goiter，SG），即患者仰卧位颈部过伸时仍不能完整触及肿大的甲状腺。而肥胖、颈部短粗或颈椎后凸的患者因后仰受限，需完善影像学检查才可明确诊断。

嗓音评估是体格检查中重要的组成部分，甲状腺手术（thyroid surgery，TS）适应证、手术范围、手术时机等均需结合嗓音评估的结果。目前，电子纤维喉镜检查仍是评估嗓音（声带活动度）的金标准[7]。

2.1.3 实验室检查

- 血清促甲状腺激素（TSH）水平[1,3]。
- 目前，应用降钙素筛查甲状腺髓样癌仍存在广泛争议，美国诊疗指南指出不推荐常规筛查降钙素，建议仅在高危人群中进行检测[1,3]。
- 甲状腺二级检测包括：血清钙水平异常升高提示甲状旁腺功能亢进，可进一步测定血清磷酸盐及 PTH 以明确诊断；抗-TPO 和抗-Tg 检测结果异常提示自身免疫性甲状腺炎；TSH 受体抗体结果异常提示格雷夫斯病（Grave's disease）。

2.1.4 影像学检查

甲状腺肿瘤影像学检查包括彩色血流多普勒超声（ultrasound，US）、CT、MRI 及 ^{18}FDG-PET。US 作为甲状腺结节筛查的首选检查方法，通过以下几个方面对甲状腺结节（thyroid nodules，TN）及邻近区域淋巴结（lymph nodes，LN）进行评估：

— 腺体的位置、大小（包括腺体的总体积）；
— TN 的数量、大小和类型（实性、囊性或混合性）；
— TN 的血流情况；
— 单侧病变时，对侧腺体的形态；
— 恶性结节特征（低回声、微钙化、无光晕、边缘不规则、结节内血管分布混乱）；
— 气管状况（位于中线、移位或受压）；
— 邻近区域 LN 状态（反应性增生或可疑癌转移）。

2020 年美国内分泌外科医生协会诊疗指南为指导 TN 细针细胞学穿刺（fine needle aspiration cytology，FNAC），提出了甲状腺恶性结节超声特征概念，包括低回声、微钙化、边缘不规则和纵横比＞1 等特异性影像学表现[3]。

为规范 FNAC 适应证，避免过度诊疗，目前已存在数种评分系统[3, 8]。其中，甲状腺影像报告和数据系统（Thyroid Imaging Reporting and Data System，TI-RADS）利用 US 特征将恶性肿瘤可能性分为 TR1 ~ TR5 5 个级别[9]。

FNAC 不仅需结合 US 特征，也应考虑 TN 大小。<1 cm 的结节不建议进行穿刺活检（存在转移或局部浸润除外）[10]。如存在声音嘶哑、结节固定、喉返神经功能障碍，无论结节大小均需行穿刺活检。

目前，细胞学报告均采用 2008 年发布并于 2017 年更新的甲状腺细胞学报告 Bethesda 系统（Bethesda System for Reporting Thyroid Cytopathology）进行标准化分类，该系统将良性病变、疑似恶性病变、恶性病变细分为 I ~ VI 6 个级别。2012 年意大利专家小组为降低不明确细胞学报告数量，引入 Tir 3 亚型概念（Tir 3a，低风险不确定病变；Tir 3b，高风险不确定病变）。疑似转移淋巴结可行细针穿刺，通过检测穿刺标本冲洗液中甲状腺球蛋白（TG）及降钙素水平以做鉴别[1]。

CT 及 MRI 属于甲状腺肿的二级影像学检查，对于检查体积较大、生长迅速的病变，胸骨后甲状腺肿瘤（substernal goiter，SG），以及评估侵袭性 TC 腺外组织受侵更具优势。

甲状腺静态显像 + 甲状腺摄碘 -131 试验可鉴别甲状腺功能亢进、甲状腺复发肿瘤及疑似甲状腺缺如或异位甲状腺的患者。

PET/CT（^{18}FDG-PET）在甲状腺癌术前评估中不作为常规推荐，但对于具有侵袭性病理学特征的甲状腺癌（如低分化型或未分化型）具有重要诊断价值。临床数据显示，偶然发现的 ^{18}FDG-PET 高摄取结节中 30% ~ 40% 存在恶性可能，当然，此类结节还必须联合超声检查（UC）及细针穿刺活检（FNAB）进行综合评估。在检测颈部淋巴结转移病灶方面，CT 与 MRI 具有更高的敏感性，而 PET/CT 则有助于鉴别炎性淋巴结[11]。

最后，术前检查是对患者各个方面的完整评估，包括血生化检验、血细胞计数、心电图、患者年龄及合并症、X 线胸片等[1]。

2.2 知情同意

《欧洲患者权利章节》对患者知情同意权进行讨论，并规定患者有权根据自己的意愿选择治疗方案[12]。

术前医生应详细告知患者检查结果、手术方案及建议选择该手术方案的原因。如果术前或围手术期诊断困难，或手术风险较高（包括：炎症、既往颈部放疗史或再次手术），则须讨论分两步进行手术[13]。

术前以文献数据、患者情况及医生手术经验为基础分析拟定手术方案的风险和患者获益，尤其要区分 TS 的一般风险和与患者相关的特殊风险。具体而言，术前应告知患者：

—术后出现血肿或出血，需再次手术干预；
—单侧或双侧喉返神经暂时性或永久性麻痹可能；
—清扫中央区 LN，可能出现暂时性或永久性甲状旁腺功能减退，需药物治疗；
—罕见并发症：术后感染、气管坏死、吞咽功能障碍、切口瘢痕增生等[3]。

医生术前需告知患者麻醉意外及个体解剖变异的可能性。

在难治性甲状腺手术中使用神经监测（intraoperative neuromonitoring，IONM）并不能完全避免喉返神经（recurrent laryngeal nerve，RLN）激惹或损伤。根据2021年国际神经监测研究小组（International Neural Monitoring Study Group）共识声明，患者术前应知晓使用IONM的目的包括：喉返神经识别、喉返神经功能预后评估以及术中决策[14]。

手术前医生应告知患者手术以外的替代治疗方案，及如果拒绝拟定手术治疗会出现的后果。

医生应向患者强调激素抑制治疗的重要性，并嘱咐患者定期复查甲状腺功能[12]。

医生向患者及家属详细告知治疗方案后需签署知情同意书并保留在病历中[3]。

2.3　麻醉

麻醉的目的在于确保患者术中不感疼痛，同时维持各项生命体征的稳定。

目前甲状腺手术（TS）主要采用两种麻醉方式：全身麻醉（general anesthesia，GA）和颈丛神经阻滞麻醉。

全身麻醉（全麻）是甲状腺手术的首选麻醉方式，但气管插管、麻醉诱导时仍存在风险。现在，颈丛神经阻滞麻醉在甲状腺手术中已非常少见，仅用于无法耐受全麻的患者[15]。甲状腺功能指标对麻醉非常重要，只有甲状腺功能正常方可进行全身麻醉。如术前存在甲状腺功能减退，临床医生应评估患者是否存在心肌功能抑制趋势增加、自主通气减少，压力感受器功能是否异常，有无血容量减少、贫血、低血糖、低钠血症及肝脏药物代谢异常等情况。相反，术前如存在甲状腺功能亢进症，必须预防患者术后出现甲状腺危象可能。术后甲状腺危象可由手术、创伤或感染引发，一线治疗包括补液、降温、正性肌力药、类固醇、β受体阻滞剂及抗甲状腺药物。

巨大甲状腺肿或TC压迫、侵犯气管时出现困难气道插管（difficult endotracheal intubation，DEI）的发生率将比正常人群高5.3%~24.6%。术前必须充分评估气道状况，以避免潜在的困难插管[16]。困难气道插管时气管损伤风险较高，如需全身麻醉，须行清醒插管[17]。

目前GA主要通过小剂量非去极化肌松剂（包括罗库溴铵）来诱导插管。TS和甲状旁腺手术（parathyroid surgery，PTS）中IONM已作为识别RLN的金标准。因此，成功的GA不仅包括正确的气管插管，还包括IONM导管的精准定位[18]。

术中RLN监测通过触发声带肌肉诱发电位实现，而诱导插管时使用肌松剂（neuromuscular blocking agent，NMBA）会不同程度减弱、干扰RLN监测信号。因此肌松剂在甲状腺及甲状旁腺手术GA中的使用仍存在较大争议。为解决这个问题，我们提出了一些建议：

- 无肌松剂气管插管。有研究提出在诱导GA时不使用肌松剂，但这将增加深度麻醉和气道损伤的风险，因此仅可由经验丰富的麻醉医生采用[19]。
- 应用琥珀胆碱。琥珀胆碱起效快、肌肉松弛持续时间短，最初被用于甲状腺手术麻醉诱导。但由于其去极化作用促进钾的释放，从而引起各种不良反应，例如心律失常、高钾血症及恶性高热，因此现已禁用[20]。
- 不同剂量的非去极化 NMBA。有文献提出气管插管前单次给予 0.5 mg/kg 罗库溴铵和阿曲库铵，可以使神经肌肉传递和肌电图信号逐渐恢复，其起效快、持续时间短，可取代琥珀胆碱用于甲状腺手术麻醉诱导[21]。此外，单独使用低剂量的罗库溴铵也被作为一种可能的替代方案[22]。
- 应用选择性肌松拮抗剂（selective relaxant binding agents，SRBA）。SRBA 可快速逆转神经肌肉阻滞作用。Sugammadex 是第一款 SRBA，具有快速恢复罗库溴铵抑制神经肌肉的作用[22]。

拇内收肌 4 个成串刺激比值（TOF 比值）可监测术中神经肌肉阻滞程度。麻醉深度主要通过反应熵或双频指数进行评估[23]。

2.4 预防性抗生素使用

甲状腺和甲状旁腺手术因不涉及上呼吸道及消化道，属于清洁手术，故手术部位感染率（surgical site infection，SSI）较低，仅为 0.09%～2.9%[24]。

据文献报道，诊疗指南与临床实践对于预防性使用抗生素（antibiotic prophylaxis，AP）存在严重分歧。AP 虽被广泛应用于临床，但国际诊疗指南并不推荐，因其将增加病原体耐药、多重感染、药物潜在毒副作用等风险，并增加患者住院费用及时间。鉴于甲状腺手术 SSI 风险较低，美国内分泌外科医师协会在 2020 年发布指南建议在成人 TS 病例中避免预防性使用抗生素，美国甲状腺协会指南中亦未提及 AP[3, 14]。

一项关于甲状腺术后 SSI 的荟萃分析分析了 9 项研究（4 项随机对照试验和 5 项非随机对照试验）的数据，结果表明接受甲状腺或甲状旁腺手术的患者，不管有没有使用预防性抗生素，SSI 发生率没有显著差异[25]。

不过，少数研究也提出了一些甲状腺术后感染的高危因素，如：糖尿病、高血压、高龄（65 岁至 80 岁以上）、恶性肿瘤，以及手术时间长和手术范围大[26, 27]。因此，在特殊情况下，颈部清洁手术可有限制地使用预防性抗生素。

（Angela Gurrado, Lucia Ilaria Sgaramella, Elisabetta Poli, Walter Lavermicocca,
Antonella Filoia, Mario Testini 著　王洪鹏 译）

参考文献

1. Rosato L, De Crea C, Bellantone R, et al. Diagnostic, therapeutic, and health-care management protocol in thyroid surgery: a position statement of the Italian Association of Endocrine Surgery Units (U.E.C. CLUB). J Endocrinol Investig. 2016;39(8):939–53.
2. Iglesias ML, Schmidt A, Ghuzlan AA, et al. Radiation exposure and thyroid cancer: a review. Arch Endocrinol Metab. 2017;61(2):180–7.
3. Patel KN, Yip L, Lubitz CC, et al. The American Association of Endocrine Surgeons guidelines for the definitive surgical management of thyroid disease in adults. Ann Surg. 2020;271(3):e21–93.
4. Straccia P, Mosseri C, Brunelli C, et al. Diagnosis and treatment of metastases to the thyroid gland: a meta-analysis. Endocr Pathol. 2017;28(2):112–20.
5. Vansant MB, Kunduk M, McWhorter AJ. A review of postsurgical dysphagia in nonmalignant

disease. Curr Opin Otolaryngol Head Neck Surg. 2016;24(6):477–82.
6. World Health Organization – Vitamin and mineral nutrition information system. Goitre as a determinant of the prevalence and severity of iodine deficiency disorders in populations (WHO/NMH/NHD/MNM/14.5). Geneva: World Health Organization; 2014. https://apps.who.int/iris/bitstream/handle/10665/133706/WHO_NMH_NHD_EPG_14.5_eng.pdf. Accessed 23 Sep 2022.
7. Maniakas A, Christopoulos A, Bissada E, et al. Perioperative practices in thyroid surgery: an international survey. Head Neck. 2017;39(7):1296–305.
8. Russ G, Bonnema SJ, Erdogan MF, et al. European thyroid association guidelines for ultrasound malignancy risk stratification of thyroid nodules in adults: the EU-TIRADS. Eur Thyroid J. 2017;6(5):225–37.
9. Tessler FN, Middleton WD, Grant EG, et al. ACR thyroid imaging, reporting and data system (TI-RADS): White paper of the ACR TI-RADS Committee. J Am Coll Radiol. 2017;14(5):587–95.
10. Cavallo A, Johnson DN, White MG, et al. Thyroid nodule size at ultrasound as a predictor of malignancy and final pathologic size. Thyroid. 2017;27(5):641–50.
11. Barrio M, Czernin J, Yeh MW, et al. The incidence of thyroid cancer in focal hypermetabolic thyroid lesions: an 18F-FDG PET/CT study in more than 6000 patients. Nucl Med Commun. 2016;37(12):1290–6.
12. SFORL Work Group; Santini J, Alfonsi JP, Bonichon F, et al. Patient information ahead of thyroid surgery. Guidelines of the French Society of Oto-Rhino-Laryngology and Head and neck surgery (SFORL). Eur Ann Otorinolaryngol Head Neck Dis 2013;130(6):363–368.
13. Demontis R, Pittau MR, Maturo A, et al. Medico legal aspects on neuromonitoring in thyroid surgery: informed consent on malpractice claims. G Chir. 2017;38(3):149–54.
14. Wu CW, Huang TY, Randolph GW, et al. Informed consent for intraoperative neural monitoring in thyroid and parathyroid surgery – consensus statement of the international neural monitoring study group. Front Endocrinol (Lausanne). 2021;12:795281.
15. Haugen TW, Andera LN, LaMadrid AB. Awake thyroidectomy. Laryngoscope. 2020;130(3):685–90.
16. Kalezić N, Milosavljević R, Paunović I, et al. The incidence of difficult intubation in 2000 patients undergoing thyroid surgery – a single center experience. Vojnosanit Pregl. 2009;66(5):377–82.
17. Bacuzzi A, Dionigi G, Del Bosco A, et al. Anaesthesia for thyroid surgery: perioperative management. Int J Surg. 2008;6(Suppl 1):S82–5.
18. Lu IC, Chu KS, Tsai CJ, et al. Optimal depth of NIM EMG endotracheal tube for intraoperative neuromonitoring of the recurrent laryngeal nerve during thyroidectomy. World J Surg. 2008;32(9):1935–9.
19. Hanci V, Erdoğan G, Okyay RD, et al. Effects of fentanyl-lidocaine-propofol and dexmedetomidine-lidocaine-propofol on tracheal intubation without use of muscle relaxants. Kaohsiung J Med Sci. 2010;26(5):244–50.
20. Miller R. Will succinylcholine ever disappear? Anesth Analg. 2004;98(6):1674–5.
21. Chu KS, Wu SH, Lu IC, et al. Feasibility of intraoperative neuromonitoring during thyroid surgery after administration of nondepolarizing neuromuscular blocking agents. World J Surg. 2009;33(7):1408–13.
22. Lu IC, Lin IH, Wu CW, et al. Preoperative, intraoperative and postoperative anesthetic prospective for thyroid surgery: what's new. Gland Surg. 2017;6(5):469–75.
23. Donmez T, Erdem VM, Sunamak O, Ozcevik H. Thyroid surgery, IONM and sugammadex sodium relationships: benefits in sugammadex sodium use for IONM. Acta Endocrinol (Buchar). 2019;15(4):454–9.
24. Qin Q, Li H, Wang LB, et al. Thyroid surgery without antibiotic prophylaxis: experiences with 1,030 patients from a teaching hospital in China. World J Surg. 2014;38(4):878–81.
25. Polistena A, Prete FP, Avenia S, et al. Effect of antibiotic prophylaxis on surgical site infection in thyroid and parathyroid surgery: a systematic review and meta-analysis. Antibiotics (Basel). 2022;11(3):290.
26. Myssiorek D, Ahmed Y, Parsikia A, et al. Factors predictive of the development of surgical site infection in thyroidectomy – an analysis of NSQIP database. Int J Surg. 2018;60:273–8.
27. Caulley L, Johnson-Obaseki S, Luo L, Javidnia H. Risk factors for postoperative complications in total thyroidectomy: a retrospective, risk-adjusted analysis from the National Surgical Quality Improvement Program. Medicine (Baltimore). 2017;96(5):e57521.

第3章 非肿瘤性和不确定性的甲状腺病变

3.1 非肿瘤性甲状腺病变

3.1.1 非诊断性细胞学

在进行细针抽吸细胞学检查（fine-needle aspiration cytology，FNAC）的患者中，约有15%出现细胞标本量不足。非诊断性（或标本不满意）涂片是指没有足够的细胞协助诊断，主要原因包括囊性液体没有足够的细胞、涂片为血性，或在准备玻片时操作技术不当等。这个类别还包括甲状腺囊性病变，都是导致细胞不足的常见原因[1-2]。

在非诊断性细胞学的结节中，恶性风险为1%～4%[1]。如果是首次出现非诊断性细胞学结果，应该在超声引导下再次进行FNAC，有条件的情况下还可以进行现场评估。如果检测结果仍然是非诊断性的，可以考虑密切观察或者行诊断性手术[3]。

如果结节有恶性临床危险因素、高度可疑的超声恶性特征、增长大于20%（超声检测到的两个维度）或者存在压迫症状以及患者对美观有要求，则建议手术治疗[3]。

对于不考虑恶性的囊性结节，可考虑经皮无水乙醇注射[3]。

3.1.2 良性细胞学

FNAC最常见的检测结果是良性，其发生率为70%。最常见的良性病变是巨大滤泡性或腺瘤样病变/增生性结节、胶质腺瘤、结节性甲状腺肿、淋巴细胞性和肉芽肿性甲状腺炎[1,2]。这类患者发生恶性肿瘤的风险为0%～3%[1]。

良性结节不需要进一步的诊断或治疗。在随访过程中主要关注超声特征，其次是结节的生长情况[3]。对于超声提示高度怀疑恶性的结节，应在12个月内复查超声及FNAC[3]。对于低度或中度可疑的病变，建议在12～24个月复查超声。如果超声提示新的恶性特征或结节增长（至少在两个维度增加20%，最小增加2 mm或体积增加超过50%），可以进行FNAC或继续随访，只有在持续增长的情况下建议重复FNAC[3]。对于超声提示恶性可能很低的结节，可以通过复查超声来评估结节的增长情况，但这种复查的作用比较有限，必要时需要重新进行FNAC。在这种情况下，如果复查超声，应该至少间隔24个月[3]。对于一个两次FNAC仍为良性的结节，则不需要持续随访[3]。

在治疗方面不建议常规进行TSH抑制治疗。即便FNAC确认为良性的结节，如果结节大于4 cm，为了避免结构异常、产生压迫症状或基于临床考虑，仍建议手术治疗[3]。

3.2 不确定的甲状腺病变

有 20%～25% 的病例 FNAC 诊断为不确定的甲状腺结节。这个结果代表了恶性不能除外。虽然这种情况发生率相对较低（最高 30%），但必要时可进行诊断性手术，手术的目的并不是为了治疗，所以约有 80% 的手术是不必要的[1-3]。

FNAC 主要的局限性是无法评估血管或被膜侵犯的情况，而这恰恰又是分化型甲状腺癌诊断的基础，故其 FNAC 的整体诊断准确性就会下降[1,2]。

为了减少非必要性手术，同时也不遗漏潜在的恶性结节，由美国国家癌症研究所（National Cancer Institute，NCI）提出的甲状腺细胞学报告系统（Bethesda System for Reporting Thyroid Cytology，BSRTC）中将不确定性病变分为Ⅲ类或 AUS/FLUS（意义不明的异型性细胞或滤泡性病变）和Ⅳ类或 FN/SFN（滤泡性肿瘤或可疑滤泡性肿瘤），它们具有不同的恶性风险和有不同的诊治选择[1]。

AUS/FLUS 表现为局灶性结构异常或核异型性病变，其意义不能进一步确定，同时由于固定不佳或血液模糊导致标本诊断受限[1]。FN/SFN 的标本由滤泡细胞组成，它们的结构改变以细胞拥挤排列为特征，和（或）微滤泡形成，同时缺乏乳头状癌的核特征或几乎完全由嗜酸细胞（Hürthle）细胞组成[1]。

AUS/FLUS 的恶性风险为 5%～15%，FN/SFN 的恶性风险为 15%～30%[1]。

对于 AUS/FLUS 病变，可以考虑重复 FNA 或分子检测，综合评估其恶性风险。如果没有进行 FNA 或分子检测，或是不确定性结果，根据临床危险因素、超声特征和患者意愿，可以进行随访或诊断性手术[3]。

诊断性手术是针对 FN/SFN 结节的诊治标准。然而也可以在考虑了临床危险因素和超声特征后，利用分子检测来综合评估恶性的风险[3]。

表 3.1 展示了根据 BSRTC 和 2015 年美国甲状腺协会指南总结的不确定结节的分类及恶性风险。

不确定性病变的患者可以进行甲状腺全切术或甲状腺半切术。这两种手术方法的选择取决于以下几个因素：分化型甲状腺癌的家族史、结节直径大于 4 cm、超声特征高度可疑、既往放射暴露史和已知的分化型甲状腺癌分子改变。此外，所有这些因素都必须进一步结合是否合并甲亢、双侧结节、患者基础疾病以及患者的自身意愿进行考虑[3]。

表 3.1 不确定性甲状腺病变：分类[a]、恶性风险[a]和诊治方案[b]

Bethesda 分类	诊断类别	恶性风险	诊治方案
Ⅲ	意义不明的异型性细胞或滤泡性病变	5%～15%	二次 FNAC 分子检测 随访/手术
Ⅳ	滤泡性肿瘤或可疑滤泡性肿瘤	15%～30%	手术（分子检测）

FNAC，细针穿刺细胞学
a 根据 Bethesda 甲状腺细胞病理学报告系统
b 由 2015 年美国甲状腺协会指南推荐

如果在甲状腺半切手术后，最后的组织病理学诊断为中危或高危分化型甲状腺癌，甲状腺半切是不够的，建议进行甲状腺全切术[3]。

需要强调的是，即使是大手术量的甲状腺诊疗中心、拥有经验丰富的外科医生，甲状腺全切术也有可能会导致严重的并发症，包括甲状旁腺功能减退、喉返神经损伤和术后颈部血肿等。这些并发症会降低患者的生活质量，并且增加了医保的成本[4]。因此需要再次强调评估不确定性结节恶性风险的重要性，以减少不必要的手术。

如前所述，在细胞学样本上进行分子检测可以更准确地评估不确定性结节的恶性风险，而且术前可以更准确地评估肿瘤的侵袭性特征。这些检查可以帮助判断良性结节，避免不必要的手术，并且可以帮助区分需要进行甲状腺全切术的甲状腺癌。然而，现在还没有一种检测方法可以明确地确定恶性肿瘤，也不能精确地评估其侵袭性[5]。

组学方法（基因组学、转录组学、蛋白质组学和代谢组学）的最新进展正在加深人们对甲状腺癌起源和进展的相关分子改变的理解，检测新的恶性肿瘤生物标志物对不确定性结节的诊治很有作用[5-8]，就像其他许多肿瘤一样（如肺癌），越来越多的证据支持使用液体活检来诊断甲状腺癌。液体活检使用无创的方法来分析癌细胞释放的生物标志物（如循环游离核酸、蛋白质或代谢物），并且它们能够在体液中被检测到（如血清、唾液或尿液）[9-13]。

随着现代人工智能技术的发展，能够细化复杂的诊断算法来提高术前诊断的准确性。此外，结合临床（如年龄、性别和家族史）、实验室检查（如血清甲状腺球蛋白和甲状腺自身抗体）、超声、细胞学和分子学特征，可以有助于区分不确定性结节的良恶性[14, 15]。

（Fabio Medas, Gian Luigi Canu, Federico Cappellacci, Pietro Giorgio Calò 著　陈紫巍 译）

参考文献

1. Cibas ES, Ali SZ. The Bethesda system for reporting thyroid cytopathology. Thyroid. 2009;19(11):1159–65.
2. Tamhane S, Gharib H. Thyroid nodule update on diagnosis and management. Clin Diabetes Endocrinol. 2016;2:17.
3. Haugen BR, Alexander EK, Bible KC, et al. 2015 American Thyroid Association management guidelines for adult patients with thyroid nodules and differentiated thyroid cancer: the American Thyroid Association guidelines task force on thyroid nodules and differentiated thyroid cancer. Thyroid. 2016;26:1–133.
4. Lukinović J, Bilić M. Overview of thyroid surgery complications. Acta Clin Croat. 2020;59(Suppl 1):81–6.
5. Rossi ED, Larocca LM, Pantanowitz L. Ancillary molecular testing of indeterminate thyroid nodules. Cancer Cytopathol. 2018;126(Suppl 8):654–71.
6. Rao SN, Bernet V. Indeterminate thyroid nodules in the era of molecular genomics. Mol Genet Genomic Med. 2020;8(9):e1288.
7. Hosseinkhan N, Honardoost M, Blighe K, et al. Comprehensive transcriptomic analysis of papillary thyroid cancer: potential biomarkers associated with tumor progression. J Endocrinol Investig. 2020;43(7):911–23.
8. Ucal Y, Ozpinar A. Proteomics in thyroid cancer and other thyroid-related diseases: a review of the literature. Biochim Biophys Acta Proteins Proteom. 2020;1868(11):140510.
9. Coelho M, Raposo L, Goodfellow BJ, et al. The potential of metabolomics in the diagnosis of thyroid cancer. Int J Mol Sci. 2020;21(15):5272.
10. Romano C, Martorana F, Pennisi MS, et al. Opportunities and challenges of liquid biopsy in thyroid cancer. Int J Mol Sci. 2021;22(14):7707.

11. Fussey JM, Bryant JL, Batis N, et al. The clinical utility of cell-free DNA measurement in differentiated thyroid cancer: a systematic review. Front Oncol. 2018;8:132.
12. Salvianti F, Giuliani C, Petrone L, et al. Integrity and quantity of total cell-free DNA in the diagnosis of thyroid cancer: correlation with cytological classification. Int J Mol Sci. 2017;18(7):1350.
13. Zhang Y, Zhao W, Zhao Y, et al. Comparative glycoproteomic profiling of human body fluid between healthy controls and patients with papillary thyroid carcinoma. J Proteome Res. 2020;19(7):2539–52.
14. Cordes M, Götz TI, Lang EW, et al. Advanced thyroid carcinomas: neural network analysis of ultrasonographic characteristics. Thyroid Res. 2021;14(1):16.
15. Peng S, Liu Y, Lv W, et al. Deep learning-based artificial intelligence model to assist thyroid nodule diagnosis and management: a multicentre diagnostic study. Lancet Digit Health. 2021;3(4):e250–9.

第4章 可疑恶性及恶性甲状腺肿瘤

4.1 引言

甲状腺癌（thyroid cancer，TC）是最常见的内分泌肿瘤，其年发病率占所有癌症的3.4%[1]。近年来，TC的发病率逐渐增加，根据2012年欧洲癌症登记网络数据，女性的发病率是男性的3倍。不同国家的发病率也有所差异，立陶宛、意大利、克罗地亚和卢森堡的发病率较高，发病率分别为每10万人每年15.5例、13.5例、11.4例和11.1例。不过，甲状腺癌的死亡率仍然较低：女性和男性死亡率分别为每10万人每年0.7例和0.5例[2,3]。发病率的增加可能与诊断技术的提升有关，技术的提升使得微小癌和亚临床癌得以诊断[2]。研究还发现，较大的甲状腺癌虽然发病率较低但呈持续增长趋势。尸检研究表明，亚临床甲状腺癌的发病率很高，尤其是甲状腺微小乳头状癌[4]。

医生面临的挑战是辨别晚期、高风险患者以及风险较低的患者，并同时对每个病例进行适当的治疗。

制订手术方案必须考虑到各种类型甲状腺癌的临床表现，包括死亡率较低的惰性肿瘤以及极具侵袭性的恶性肿瘤[5]。

分化型甲状腺癌患者能够长期生存，预后良好[5]。然而，滤泡性甲状腺癌、许特莱（Hürthle）细胞甲状腺癌和低分化甲状腺癌恶性程度相对较高，能够通过血液进行远处扩散转移，尤其是肺和骨转移[5]。

过去10年，甲状腺癌在分子基础方面的研究取得了较大进展[6]。

大多数甲状腺癌都存在丝裂原活化蛋白激酶（mitogen-activated protein kinase，MAPK）细胞信号通路突变，该通路在调节细胞增殖方面起核心作用[5]。甲状腺恶性肿瘤的精准诊断和专科治疗是疾病管理的重要环节。

4.2 可疑恶性肿瘤

甲状腺结节在临床上很常见，因此鉴别良性结节与可疑恶性结节具有重要意义。

第一步是临床查体，可以分辨实性结节和坚硬结节。如果疑似恶性，患者必须接受影像学检查。

首选的影像学检查是超声检查。超声评分系统通过风险分层模型来帮助区分良性和恶性甲状腺结节。根据可疑超声特征的数量来建议是否进行细针穿刺活检[7,8]。

近些年，人们提出了不同的分类方法。

甲状腺结节风险分层系统，又称为甲状腺影像报告与数据系统（Thyroid Imaging Reporting and Data Systems，TI-RADS），由Horvath[9]于2009年首次提出，主要目的如下：

—建立结节描述的标准词汇，并提供标准化报告；
—界定可疑特征；
—将结节进行风险分类；
—在充分考虑结节大小的情况下识别需要进行细针穿刺活检（FNAB）的结节[10]；
—帮助制订手术策略。

2017年，欧洲甲状腺协会执行委员会制定了一个标准化的风险分层系统（European Standardized Risk Stratification System，EU-TIRADS），目前已被广泛使用。该系统从无甲状腺结节到良性、低风险、中风险和高风险共分为5个类别。根据恶性肿瘤的风险程度由低到高，分别赋予结节1~5的数字[11]。

EU-TIRADS 5类被视为高风险类别，恶性肿瘤发生率为26%~87%[10,11]，FNAB适用于直径>10 mm的结节。如果EU-TIRADS 5类结节直径<10 mm，但处于进展之中，也需要进行FNAB，具体取决于风险背景（辐射情况、疑似恶性或PET扫描发现高代谢结节），以及寻找原发性甲状腺癌。

关于细胞学的风险分类，基于循证医学的证据已经起草了几种分类方法。目前国际上使用最广泛的分类是Bethesda系统，该系统最初于2007年10月由马里兰州Bethesda开发[12]。

了解Bethesda系统对于临床实践至关重要，因为细胞学除了对恶性肿瘤进行风险分层外，还确定了手术指征和手术范围。Bethesda系统提供了6个不同的类别。每个类别包含细胞学外观的精确定义和恶性肿瘤的风险范围。

自2009年首次发布以来，Bethesda分类系统分别于2010年和2017年进行了更新。主要的变化包括对具有乳头状核特征的非侵袭性滤泡性甲状腺肿瘤（noninvasive follicular thyroid neoplasm with papillary-like nuclear features，NIFTP）的定义，并在排除NIFTP恶性诊断的基础上重新计算恶性肿瘤的预期风险，并引入分子生物学作为诊断和治疗决策的辅助手段[12]。

根据Bethesda系统，Bethesda 6类属于高风险类别，癌症发病率为97%~99%。该类别包括了所有恶性肿瘤的标准。肿瘤类型包括：乳头状、髓样、低分化、未分化、淋巴瘤或转移。

另一个疑似恶性肿瘤的类别是Bethesda 5类，癌症风险为45%~60%（诊断NIFTP之后）。

不要低估可疑的细胞学分类，包括Bethesda 3类和4类。

Bethesda 4类被定义为"滤泡性肿瘤和滤泡性嗜酸细胞肿瘤"，恶性风险为25%~40%（诊断NIFTP后为10%~40%）。在这一类别中，我们还可以发现囊泡性癌（无法进行细胞学诊断）。

Bethesda 3类，即"意义不明确的不典型病变或意义不明确的滤泡病变"，在最新的2017年Bethesda分类中，癌症风险为10%~30%（诊断NIFTP后重新计算风险为

第 4 章 可疑恶性及恶性甲状腺肿瘤

6%~18%）。这是一个有争议的分类，因为细胞形态异常不能确保良性，但又不足以达到手术切除标准[13]。

需要由经验丰富的放射科医生进行超声检查，并根据 EU-TIRADS 分类对结节进行特征描述，这对于区分需要进行 FNAB 的可疑结节和需要监测的良性结节至关重要。

超声检查还可以确认是否存在可疑淋巴结以及其所在的颈部分区，从而指导制订手术策略。

4.3 甲状腺恶性肿瘤

甲状腺恶性肿瘤主要分为 3 种组织学类型（表 4.1）：
- 分化型甲状腺癌；
- 未分化：低分化和未分化甲状腺癌；
- 甲状腺髓样癌。

最常见的是分化型甲状腺癌，它占甲状腺恶性肿瘤的 90%，包括：

— 甲状腺乳头状癌；

— 甲状腺滤泡状癌；

— Hürthle 细胞甲状腺癌[1,5]。

未分化的癌症很罕见，包括：

— 甲状腺低分化癌（发病率为 5%，中位生存时间为 5 年）；

— 甲状腺未分化癌（发病率为 1%，生存期为 6 个月）。

甲状腺髓样癌占 5%[1]。

表 4.1 甲状腺恶性肿瘤的分类

分化型甲状腺癌	甲状腺乳头状癌	• 经典型 • 滤泡型 • 弥漫硬化型 • 高细胞型 • 柱状细胞型 • 实性型 • 靴钉型	
	NIFTP[a]		
	甲状腺滤泡状癌	• 微浸润 • 包膜内血管浸润 • 广泛浸润	
	Hürthle 细胞甲状腺癌	• 微滤泡性 • 实性 • 小梁性	• 微浸润 • 包膜内血管浸润 • 广泛浸润
未分化甲状腺癌	甲状腺低分化癌 甲状腺未分化癌	• 实性 • 小梁性 • 岛状	
甲状腺髓样癌			

[a] NIFTP，具有乳头状核特征的非侵袭性滤泡性甲状腺肿瘤[1]

大多数 TC 的分子发病机制涉及 MAPK 和 PI3K/AKT（磷脂酰肌醇-3 激酶）通路的调节异常。*BRAF* 和 *RAS* 基因的点突变，激活了 MAPK 通路，这对于甲状腺乳头状癌的发病至关重要。*TERT* 启动子突变在 TC 的所有组织学类型中均有描述，并且在侵袭性和未分化癌症中发病率较高。*RET* 突变发生在大多数甲状腺髓样癌中。*H-*、*K-* 和 *N-RAS* 突变是少数散发性甲状腺髓样癌的发病原因[1]。

最常见的 TC 类型是甲状腺乳头状癌。

4.4 甲状腺乳头状癌

甲状腺乳头状癌（papillary thyroid cancer，PTC）是最常见和惰性的甲状腺癌，其中经典型和滤泡亚型预后最好（90% 的生存率）[5,14]。最常见的转移部位为颈部淋巴结，较少转移到肺部[5]。

PTC 具有相对稳定的基因组，这也可以解释这种癌症的惰性趋势。

然而，仍有 25%～35% 的患者会出现复发。这种情况下，肿瘤具有侵袭性，但仍保持一定程度的功能分化（例如：甲状腺球蛋白的产生）[2]。因此，早期识别需要积极治疗的患者非常重要[1]。

侵袭性更强的亚型包括：弥漫硬化型、高细胞型、柱状细胞型、实性型和靴钉型[2,14,15]。

多种突变与 PTC 恶性肿瘤有关。70% 的患者具有 *RAS* 或 *BRAF* 原癌基因的 *RET* 重排或点突变。根据 BRAFV600E-RAS 基因表达评分，PTC 可分为 *BRAFV600E* 样 PTC 和 *RAS* 样 PTC[1]。*BRAF* 突变的 PTC 具有临床侵袭性倾向。然而，尽管 50%～70% 的 PTC 发生了 *BRAF* 突变，但其中大多数仍然处于惰性状态。这一发现表明还有其他事件参与了这种侵袭性行为中。在侵袭性更强的 PTC 中也检测到了 *TERT* 突变[5]。

在不同的 PTC 分类里面，NIFTP 是一种新型疾病，其基因组图谱与甲状腺滤泡状癌的相似性高于 PTC[1]。NIFTP 的预估复发风险＜1%[16]。

Brandler 等[17] 最近的一项研究表明，67% 的 NIFTP 患者仅存在 *RAS* 突变，或与其他突变同时存在，但没有 *BRAF* 突变；22% 的 NIFTP 患者存在 *PAX8/PPARG* 和 *THADA/IGF2BP3* 基因融合突变。这种重叠使得 NIFTP 很难通过 FNAB 进行鉴别。

4.5 甲状腺滤泡状癌

2017 年，甲状腺滤泡状癌（follicular thyroid cancer，FTC）被重新划分为以下亚型：
— 微小浸润型（miFTC）；
— 包膜内血管浸润型（eaFTC）；
— 广泛浸润型（wiFTC）。

从 miFTC 到 wiFTC 的进展过程尚不清楚[1]。最常见的突变涉及 *RAS* 家族基因，然而最近的一项研究中发现其对预后没有负面影响[18]。在 12%～53% 的癌症中发现了融合基因 *PAX8-PPARγ*。15% 的 FTC 患者中发现了 *TERT* 启动子突变。所有突变的存在提示预后较差[1]。

4.6 Hürthle 细胞甲状腺癌

Hürthle 细胞癌（Hürthle-cell cancer，HCC）是一种非侵袭性、有包膜的肿瘤，由具有微滤泡或实体至小梁结构的 Hürthle 细胞组成。HCC 的临床特征与 FTC 有相似之处，但也有区别[19, 20]。

包膜或血管侵犯较为罕见。血管侵犯患者的预后比包膜侵犯患者更差。根据美国病理学会的分类，HCC 分为微浸润、包膜内血管浸润和广泛浸润三种类型。与 FTC 一样，HCC 因其血行性扩散的特点具有较高的远处转移率。HCC 仅在 10%～15% 的病例中表现出 *RAS* 突变，并且无 *PAX8-PPARγ* 重排和 *BRAFV600E* 突变[19]。

4.7 甲状腺低分化癌

甲状腺低分化癌（poorly differentiated thyroid cancer，PDTC）是一种比分化型甲状腺癌更具侵袭性的滤泡源性甲状腺癌[5]。根据组织学特征，PDTC 主要有两种分类：都灵标准和纪念斯隆凯特琳癌症中心（Memorial Sloan-Kettering Cancer Center，MSKCC）标准。

都灵标准包括实性、小梁状或岛状生长模式，缺乏 PTC 的常规核特征，且至少具备以下特征之一：
- 卷曲的细胞核；
- 高有丝分裂率；
- 肿瘤坏死。

MSKCC 标准包括高有丝分裂率和独立于生长模式的坏死。

19%～33% 的 PDTC 患者具有 *BRAF* 突变，5%～28% 的患者具有 *H-*、*K-* 和 *N-RAS* 突变。*BRAF* 和 *RAS* 与不同的临床表现相关。

与 *RAS* 突变的 PDTC 相比，*BRAF* 突变的 PDTC 淋巴结转移率更高，而 *RAS* 突变的 PDTC 远处转移率更高。同样的，与 *RAS* 突变的 PDTC 相比，*BRAF* 突变的 PDTC 中放射性碘亲和力相关的特异性基因表达更低。这些突变可能与 TERT 启动子的突变有关，后者影响到 33%～40% 的病例，并与远处转移和死亡风险相关。与 PTC 相比的另一个重要区别是染色体数目的变化[21]。识别这些突变对于治疗方法的选择至关重要。

4.8 甲状腺未分化癌

甲状腺未分化癌（anaplastic thyroid cancer, ATC）是一种发病率<1% 的罕见癌症，临床表现为快速增大的颈部肿块[5]。为了制订治疗策略，需要快速进行患者关怀并对肿瘤组织进行活检。

ATC 远处转移最常见的部位是肺，其次是骨骼和脑。ATC 源自分化型肿瘤，但也可能发生于原发部位[5]。中位生存期约为 5 个月，1 年总生存率为 20%。因此根据 TNM 系统，所有 ATC 患者都被归类为Ⅳ期。通过使用颈部、胸部、腹部和骨盆的计算机断层扫描（computed tomography, CT）、氟脱氧葡萄糖正电子发射断层扫描（fluorodeoxyglucose positron emission tomography, FDG-PET）/CT、脑 CT 或磁共振成像（magnetic resonance imaging，MRI）进行放射学肿瘤分期，以便确立患者处理方案。评估是否存在声带麻痹很重要。根据分期和预后，处理目标可能是治疗性和（或）姑息性[22]。每个案例都应由专业团队进行分析和讨论。

在 ATC 中，*BRAF* 和 *H-*、*K-* 以及 *N-RAS* 突变的发生率分别为 19%~45% 和 9.5%~27%。最常见的两种突变是 *TERT* 启动子突变（43%~73%）和 *TP53* 突变（48%~73%）[1, 21]。*TP53* 非常常见，被认为是这种恶性癌症的特异基因。此外还发现了 *PTEN*、*PI3KCA* 突变以及参与细胞周期调控和染色质重塑复合体的基因突变[21]。识别此类突变对于化学治疗的发展至关重要。

4.9 甲状腺髓样癌

甲状腺髓样癌（medullary thyroid cancer, MTC）占所有甲状腺癌的 1%~2%，起源于产生降钙素的滤泡旁细胞（C 细胞）。颈部淋巴结肿大常常作为首发表现出现，70% 可触及颈部肿大淋巴结的 MTC 患者在手术时发现有颈部淋巴结转移[5, 23]。

通常用于诊断和随访的 MTC 肿瘤标志物是降钙素和癌胚抗原。术前必须对淋巴结部位进行详细的颈部超声检查和基因筛查[5]。如果肿瘤标志物水平非常高（降钙素 > 146 pmol/L）[5]，建议使用骨盆、脊柱、肝脏的 CT、MRI 以及 ^{18}F-DOPA PET/CT 进行全身检查[23, 24]。

MTC 可以是散发性的（75%~80%），也可以是家族性的（20%~25%），均与 *RET* 突变重排有关[23, 25]。然而，原癌基因 *RET* 在这两种情况下都起着至关重要的作用。所有家族性病例均存在种系 *RET* 突变（>98%）[25]。*RET* 突变可以偶然发生于单个细胞，也可表现为常染色体显性遗传的遗传种系事件。由于 1%~7% 的散发性 MTC 患者存在 *RET* 种系突变，因此建议所有诊断 MTC 的患者进行基因筛查[5]。在散发性 MTC 中，*RET* 突变是最常见的遗传变异，发生在 44% 的病例中，其次是 *RAS* 突变（13% 的病例）[26]。最近的研究表明，*RET* 突变患者的生存率低于 RAS 突变患者[1, 27]。

RET 的种系突变可能使患者容易早期发生 MTC，如多发性内分泌腺瘤 2A 型和 2B 型综合征（MEN 2A 和 MEN 2B）。通常需要进行预防性甲状腺切除术。在 MEN 病例中，需要检查相关的内分泌疾病[5]。

手术是 MTC 的唯一根治方法，应进行彻底的手术切除，因为复发可能会反映出初次手术切除得不完全。制订手术策略时应始终考虑到术前影像学检查通常无法识别中央区微转移[23]。

根据最近的一项研究[24]，^{18}F-DOPA PET/CT 在这方面发挥着重要作用，其在识别局部区域转移和远处转移方面的敏感性为 75.6%；作者强调，^{18}F-DOPA PET/CT 在早期诊断大多数存在远处转移患者方面很敏感，尽管其在检测残留病灶方面的敏感性有限。

因此，建议对 MTC 患者进行甲状腺全部切除术和中央区颈部淋巴结清扫术，同时应避免进行不完整的干预，例如在初次手术时仅切除明显受累的淋巴结[5, 23]。还需根据降钙素水平和术前影像学情况，在个案中讨论是否应行侧区淋巴结清扫术。

MTC 患者需要终身进行随访，包括监测肿瘤标志物以及进行快速识别肿瘤复发的检查。降钙素和癌胚抗原倍增时间非常有用，因为它们可以预测肿瘤的侵袭性行为[5]。

4.10 治疗

治疗决策取决于术前风险评估，包括临床、影像学和细胞学数据。治疗的选择取决于肿瘤的位置和范围。根据美国甲状腺协会 2015 年指南，治疗方法比过去更为保守。

手术是可切除的癌症和 MTC 的唯一治愈方法。手术后，可根据组织学检查评估突发风险，并确定是否进行放射性碘治疗或 TSH 抑制治疗，或两者都需要。这种评估通常基于 TNM 分期系统，然而，该系统通常用于预测死亡率，在估计疾病持续性或复发性概率方面效果较差[5]。2009 年引入了一种新的风险分层系统，用于评估复发风险，共分为高、中、低三个等级[28]。

美国甲状腺协会 2015 年指南修订后的系统提供了有关复发风险的更准确的信息[13]。

甲状腺全切除术后通常会进行放射性碘治疗，其目的是消除残留的甲状腺组织，也可用于治疗转移性病灶。

手术后通常使用 TSH 抑制剂量的甲状腺激素疗法来降低复发风险。分化型甲状腺癌患者需要随访，包括血清甲状腺球蛋白测定。这种随访很重要，因为 77% 的患者在第一次手术后 5 年内复发。

全身治疗仅用于对放射性碘治疗无效的分化型癌症患者。对于体积较小的转移性病灶，如果可以延缓或预防发病，可以考虑行转移灶切除术。

两种激酶抑制剂（索拉非尼和仑伐替尼）已获批用于治疗晚期分化型甲状腺癌，它们是具有抗血管生成特性的多激酶抑制剂。

未分化癌的治疗应及时进行，并在经验丰富的中心进行。

外科医生应确定肿瘤是否可切除。活检通常用于确定肿瘤的组织学特征并制订化学治疗方案。

建议在切除后立即进行外放射治疗，最好使用放射增敏药物。姑息性放化疗仅适用于无法切除肿瘤的患者[5, 13]。

（Nunzia Cinzia Paladino, David Taïeb, Frédéric Sebag 著　莫金华 译）

参考文献

1. Prete A, Borges de Souza P, Censi S, et al. Update on fundamental mechanisms of thyroid cancer. Front Endocrinol (Lausanne). 2020;11:102.
2. Filetti S, Durante C, Hartl D, et al. Thyroid cancer: ESMO clinical practice guidelines for diagnosis, treatment and follow-up. Ann Oncol. 2019;30(12):1856–83.
3. Dal Maso L, Tavilla A, Pacini F, et al. Survival of 86,690 patients with thyroid cancer: a population-based study in 29 European countries from EUROCARE-5. Eur J Cancer. 2017;77:140–52.
4. Nabhan F, Dedhia PH, Ringel M. Thyroid cancer, recent advances in diagnosis and therapy. Int J Cancer. 2021;149(5):984–92.
5. Cabanillas ME, McFadden DG, Durante C. Thyroid cancer. Lancet. 2016;388(10061):2783–95.
6. Cancer Genome Atlas Research Network. Integrated genomic characterization of papillary thyroid carcinoma. Cell. 2014;159(3):676–90.
7. Schenke S, Seifert P, Zimny M, et al. Risk stratification of thyroid nodules using the thyroid imaging reporting and data system (TIRADS): the omission of thyroid scintigraphy increases the rate of falsely suspected lesions. J Nucl Med. 2019;60(3):342–7.
8. Scerrino G, Cocorullo G, Mazzola S, et al. Improving diagnostic performance for thyroid

nodules classified as Bethesda category III or IV: how and by whom ultrasonography should be performed. J Surg Res. 2021;262:203–11.
9. Horvath E, Majlis S, Rossi R, et al. An ultrasonogram reporting system for thyroid nodules stratifying cancer risk for clinical management. J Clin Endocrinol Metab. 2009;94(5):1748–51.
10. Trimboli P, Castellana M, Piccardo A, et al. The ultrasound risk stratification systems for thyroid nodule have been evaluated against papillary carcinoma. A meta-analysis Rev Endocr Metab Disord. 2021;22(2):453–60.
11. Russ G, Bonnema SJ, Faik Erdogan M, et al. European thyroid association guidelines for ultrasound malignancy risk stratification of thyroid nodules in adults: the EU-TIRADS. Eur Thyroid J. 2017;6(5):225–37.
12. Cibas ES, Ali SZ, editors. The Bethesda system for reporting thyroid cytopathology: definitions, criteria and explanatory notes, vol. 19. Springer; 2009. p. 1159–65.
13. Haugen BR. 2015 American Thyroid Association management guidelines for adult patients with thyroid nodules and differentiated thyroid cancer: what is new and what has changed? Cancer. 2017;123(3):372–81.
14. Coca-Pelaz A, Shah JP, Hernandez-Prera JC, et al. Papillary thyroid cancer-aggressive variants and impact on management: a narrative review. Adv Ther. 2020;37(7):3112–28.
15. Asa SL. The current histologic classification of thyroid cancer. Endocrinol Metab Clin N Am. 2019;48(1):1–22.
16. Nikiforov YE, Seethala RR, Tallini G, et al. Nomenclature revision for encapsulated follicular variant of papillary thyroid carcinoma: a paradigm shift to reduce overtreatment of indolent tumors. JAMA Oncol. 2016;2(8):1023–9.
17. Brandler TC, Liu CZ, Cho M, et al. Does noninvasive follicular thyroid neoplasm with papillary-like nuclear features (NIFTP) have a unique molecular profile? Am J Clin Pathol. 2018;150(5):451–60.
18. Nicolson NG, Murtha TD, Dong W, et al. Comprehensive genetic analysis of follicular thyroid carcinoma predicts prognosis independent of histology. J Clin Endocrinol Metab. 2018;103(7):2640–50.
19. Wong KS, Angell TE, Barletta JA, Krane JF. Hürthle cell lesions of the thyroid: Progress made and challenges remaining. Cancer Cytopathol. 2021;129(5):347–62.
20. Ganly I, McFadden DG. Short review: genomic alterations in Hürthle cell carcinoma. Thyroid. 2019;29(4):471–9.
21. Landa I, Ibrahimpasic T, Boucai L, et al. Genomic and transcriptomic hallmarks of poorly differentiated and anaplastic thyroid cancers. J Clin Invest. 2016;126(3):1052–66.
22. Bible KC, Kebebew E, Brierley J, et al. 2021 American Thyroid Association guidelines for management of patients with anaplastic thyroid cancer. Thyroid. 2021;31(3):337–86.
23. Scerrino G, Cocorullo G, Orlando G, et al. Predictive factors for lymph node involvement in sporadic medullary thyroid microcarcinoma: a systematic review. Eur Rev Med Pharmacol Sci. 2022;26(3):1004–16.
24. Archier A, Heimburger C, Guerin C, et al. (18)F-DOPA PET/CT in the diagnosis and localization of persistent medullary thyroid carcinoma. Eur J Nucl Med Mol Imaging. 2016;43(6):1027–33.
25. Elisei R, Tacito A, Ramone T, et al. Twenty-five years experience on RET genetic screening on hereditary MTC: an update on the prevalence of germline RET mutations. Genes (Basel). 2019;10(9):698.
26. Tate JG, Bamford S, Jubb HC, et al. COSMIC: the catalogue of somatic mutations in cancer. Nucleic Acids Res. 2019;47(D1):D941–7.
27. Ciampi R, Romei C, Ramone T, et al. Genetic landscape of somatic mutations in a large cohort of sporadic medullary thyroid carcinomas studied by next-generation targeted sequencing. iScience. 2019;20:324–36.
28. Cooper DS, Doherty GM, Haugen BR, et al. Revised American Thyroid Association management guidelines for patients with thyroid nodules and differentiated thyroid cancer. Thyroid. 2009;19(11):1167–214.

第 5 章　胸骨后、残余和复发性甲状腺肿

5.1　胸骨后甲状腺肿

胸骨后甲状腺肿（retrosternal goiter，RG）最早由 Haller 提出[1]。因为该病具有压迫周围结构的特征，在临床上越来越受到重视。甲状腺肿的发生是一个多因素的事件，碘缺乏被认为是主要的环境因素之一[2]。RG 通常在 50～60 岁时确诊，女性与男性的比例为 (3～4)∶1[2]。

RG 没有标准的定义[3]。一些作者认为 RG 在胸片上延伸到第 4 胸椎，或到达主动脉弓水平；另一部分人将纵隔甲状腺定义为当患者处于手术体位时，大部分腺体延伸至胸廓入口以下的甲状腺[3]。胸骨后、胸骨下和胸腔内等术语被用来定义甲状腺延伸超过胸廓入口的 50%[4]。在采用不同标准定义的研究中，甲状腺切除 RG 报道的发生率差异很大，从 1% 到 45% 不等[2,3,5]。

TG 的原发性及继发性分类与手术密切相关，因为两者之间存在血供差异。原发性 RG 很少见（1%），来源于纵隔中的异位甲状腺组织，由非解剖性纵隔血管供应[2,3,5]。大多数 RG 是继发性的，腺体起源于颈部并延伸至胸腔，血液供应来自颈部血管（图 5.1）[3]。

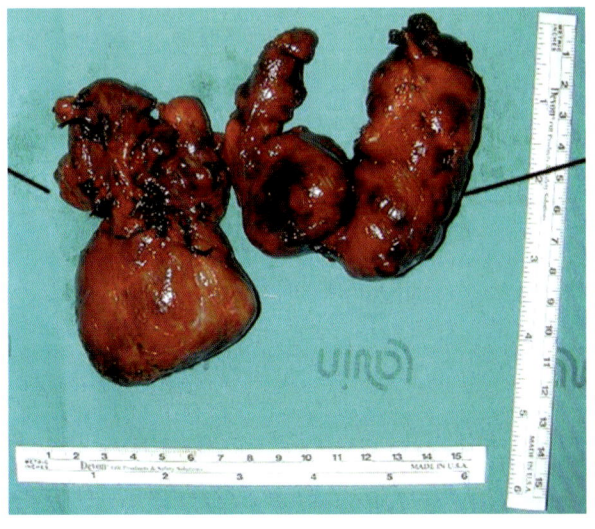

图 5.1　胸骨后甲状腺肿

80%～90% 的 RG 位于前纵隔，10%～15% 位于后纵隔（即气管或食管后部）[2]。在后者中，喉返神经（RLN）可能严重向前移位，其发生意外损伤的风险更高[6]。

Huins 等[7]将 RG 分为锁骨后、主动脉弓上缘或主动脉弓下方三种类型。Simo 分类根据甲状腺肿在冠状位像上的形状分为："冰山形"或"圆锥形"，"管状"或"椭圆形"[8]。

对疑似 RG 的评估包括全面的病史采集以及纤维鼻内窥镜检查、基线甲状腺功能测试、甲状腺自身抗体筛查和颈部超声等检查[3, 9]。超声引导下细针穿刺细胞学检查不常规用于 RG[3, 10]。计算机断层扫描（CT）和/或磁共振成像（MRI）在 RGs 的手术决策中至关重要，因为它们可以清晰地提供病变的多维大小和形态，明确相关及存在术中风险的解剖结构。

大多数甲状腺肿在几十年内生长非常缓慢且没有症状。如果体格检查触诊到颈部肿块，但检查医生无法在胸廓入口处触诊到肿块的最下部，则应高度怀疑胸骨后甲状腺肿。气道压迫是 RG 患者最常见的表现之一。其他的症状包括劳力性呼吸困难、喘鸣或哮鸣（当管腔直径小于 5 mm 时）、干咳、吞咽困难、声音嘶哑、血管（例如上腔静脉综合征）和神经系统症状（例如声带麻痹/瘫痪、声音嘶哑和霍纳综合征）引起的窒息感[2, 11, 12]。

甲状腺全部切除术是所有 RG 的首选治疗方法，可通过颈部入路（cervical approach, CA）或颈外入路（extracervical approach, ECA）进行。在大多数情况下，甲状腺切除术可通过 CA 进行（高达 90%），但对于原发性 RG，当腺体主要位于胸腔内或术前 CT 扫描提示已侵入周围结构时，则需要进行胸骨柄切开术、胸骨切开术或开胸术[2-8, 10]。因此，对于胸腔内巨大肿块、复发或向后扩散至气管和食管或气管和食管之间且直径大于胸廓入口直径的 RG，应采用 ECA 治疗[2-8, 10, 13]。超出主动脉弓和"冰山形状"高度提示需要进行胸骨切开术[2-8, 10]。

此外，涉及前后纵隔的 RG 会越过头臂血管束，导致这些血管和 RLN 发生变异[10]。因此，经胸骨中线切开术的前入路优于经头尾入路，因为前者可以提供直接视野。

治疗前纵隔肿块的经典 ECA 手术包括正中胸骨切开术、颈部纵隔镜手术和视频辅助胸腔镜手术[6]，视频辅助胸腔镜手术是 ECA 的极佳选择，且副作用比正中胸骨切开术少。

对于特定的高危患者，甲状腺腺叶切除术也是足够的，保守治疗策略可以缓解症状，同时降低双侧 RLN 麻痹、气管切开术和永久性甲状旁腺功能亢进等并发症的风险[10]。

甲状腺手术中使用神经监测可以验证 RLN 的完整性，降低手术风险，文献支持将其用于修复手术、侵袭性恶性肿瘤以及较大的 RG[14]。

对于有症状的 RG 患者的手术适应证需考虑到放射性碘消融可能带来急性放射性甲状腺炎从而导致气道阻塞的风险，且大多数 RG 都有生长的趋势，高达 25% 的 RG 含有恶性肿瘤的成分[2, 3]。

对于老年患者和不适合手术的患者，以及具有正常血流-容量循环的无症状患者，非手术治疗方法（包括连续 CT 扫描监测）是首选[2]。

对于无法手术或拒绝接受手术的患者，单独使用放射性碘或在 rhTSH 刺激提高放射性碘疗效后再使用是一种合理的选择。

其他微创局部治疗方式也有报道，例如射频消融和微波消融，但这些方法尚未在更大规模的研究中得到验证。

与颈部甲状腺肿相比，RG 病例中的恶性肿瘤发生率是否增加，文献资料存在差异；

一些作者报道的范围是 10%～35%[3, 8, 10]，而另一些作者报道称 RG 的恶性肿瘤发生率低于颈部甲状腺肿[15]。

此外，由于存在出血或胸腔脏器损伤的风险，在存在纵隔疾病的情况下无法进行细针穿刺细胞学检查，这也限制了恶性肿瘤的术前诊断[16]。

文献显示，进行甲状腺全部切除术后，RG 患者相较于颈部甲状腺肿患者，永久性甲状旁腺功能低下和明确的喉返神经麻痹的发生率较高[3, 5, 17-21]。

CA 的副作用包括：短暂性（2%～5.4%）或永久性（1%～2%）单侧 RLN 损伤、短暂性（33.9%）或永久性（2.1%）低钙血症[2, 3, 19-21] 和气管软化（3%）[2]。

占据纵隔空间的病变更有可能发生解剖变异，并且当腺体增大时，手术更加具有挑战性，因为喉返神经可能不易在其解剖位置识别。双侧喉返神经麻痹是 RG 患者气管切开术的主要病因，该人群的气管切开术发生率为 2%～3%[6]。

虽然可以识别并保留甲状旁腺的结构，但对于 RG 患者来说，维持不间断的血供是一项更大的挑战。特别是在 RG 中，下位甲状旁腺更容易移位到胸腔内，但上位甲状旁腺的位置通常不受影响[6]。

术后出血发生率为 0.3%～2%，虽然少见但可能致命[3]。术中出血使手术解剖变得复杂，因为它会弄脏视野，遮盖重要结构，并因盲目手术操作间接导致喉返神经和甲状旁腺相关并发症。因此，超声刀[22] 和局部止血剂[23] 等创新设备被广泛使用。

即使考虑到 RG 的病理性压迫过程，气管软化在文献中也很少被描述为具有临床意义的问题。有显著影响力的研究证据很少，报告的发生率<1.5%[6]。对于疑似气管软化的患者，应立即排除其他原因导致的气道阻塞。一般来说，即使确诊气管软化，再次插管也不会有任何问题[6]。

然而，胸骨切开会增加良性疾病治疗的风险。正中胸骨切开术的并发症包括深部伤口感染、裂开、心律失常和胸骨不稳定。颈部纵隔镜检查的风险包括严重出血、喉返神经损伤（特别是患者左侧）和胸导管损伤[6]。

RG 手术的死亡率为 0%～15.3%，患有恶性疾病或因呼吸道症状严重恶化而需要紧急手术的患者死亡率更高[10]。死亡原因与严重的术后并发症有关，例如胸骨裂开和气管支气管瘘。

因此，通过适当的影像学检查进行严格的术前诊断，对于避免危险的解剖以及不当的胸骨切开非常重要。胸骨切开使得外科医生能够兼顾颈部和上纵隔的所有结构。相反，通过 CA 切除甲状腺肿的胸腔内部分迫使外科医生进行盲目操作，从而使下位甲状旁腺和喉返神经面临损伤的风险[3, 24]。

当上纵隔被甲状腺肿占据时，它可以被视为"无人区"[3]。事实上，甲状腺外科医生通常不熟悉喉返神经在该区域的走行及其解剖变异性，而心胸外科医生也不熟悉甲状腺外科面临的挑战。因此，ECA 需要多学科合作。

5.2 残余甲状腺肿

残余甲状腺肿（forgotten goiter，FG）最早由 Massard 等于 1992 年提出[25]。FG 与颈部甲状腺缺乏任何实质或血管连接，可能是未完全切除的颈部甲状腺肿的残留部分，也可能是完全独立且自主运作的甲状腺组织，在切除颈部腺体后变得肥大[26]。Wagner 于 1884 年首次描述了甲状腺部分切除术后残留甲状腺组织的代偿性肥大，并在随后的几十年中被多位作者证实[27]。因此，颈部甲状腺切除术后残留的任何甲状腺组织都有可能向下生长或移位[28]。

此外，依据甲状腺胚胎学，可能会出现一些较少见但异常情况，比如腺体位于纵隔，即所谓的自主性胸内甲状腺肿（autonomous intrathoracic goiter, AIG），必须将其与甲状腺切除术后部分切除的腺体中的迁移性甲状腺肿区分开来。腺体起源于囊状内胚层憩室，该憩室出现在咽部腹侧表面的中线。这个囊将形成甲状腺实质并通过甲状舌管与咽部腹底相连。随着甲状舌管萎缩，甲状腺逐渐移位到气管前方[29]。

FG 很可能是初次甲状腺切除术时残留的临床无症状甲状腺肿，偶然诊断发现。少数患者可能因纵隔内激素活跃的甲状腺组织或由于肿块效应导致气管受压偏离而出现症状。

在文献中，对于切除的最佳方法尚无明确的共识。文献强调，FG 和大多数 RG 一样，在 MRI 及时诊断后，可通过标准 CA 安全彻底切除，多层 CT 扫描可以提供更好的解剖评估[25-29]。对于 RG，大小、位置和良性特征是确定颈部入路而非经胸骨入路时最相关的考虑因素。

5.3 复发性甲状腺肿

复发性甲状腺肿是指因良性疾病或恶性肿瘤而接受甲状腺切除术后，甲状腺组织的再生。文献报道，不完全甲状腺切除术后的复发率为 2%～42%，主要受复发定义和随访的影响，复发高峰期在初次手术后 10～20 年[30]。在甲状腺全部切除术中，复发率<1%[31]。

虽然良性疾病术后复发是可以预防的，但恶性疾病的复发取决于许多因素。复发的原因大致可归类为手术不彻底或术后左旋甲状腺素治疗不足、遗漏的胚胎残留以及甲状腺癌复发。

存在再生风险的甲状腺胚胎残留有三种：锥体叶、Zuckerkandl 结节和甲状腺组织；这些组织可能单独或同时复发[31, 32]。

有症状的复发性甲状腺肿、疑似恶性肿瘤或某些复发性甲状腺毒症病例，应再次行甲状腺手术[33]。

在以往的研究中[34, 35]，即使第一次手术病变是良性的，复发手术的癌症发生率也更高：Menegaux 等[34] 报道复发手术的癌症发生率为 11.4%，而 Levin 等[35] 发现这一比例为 22%。

复发性甲状腺肿手术并发症发生率较高，因为瘢痕组织使得颈部结构如 RLN 或甲状旁腺血管蒂难以识别和保留。如果之前双侧均进行过手术，则并发症风险较高，且随着再次手术次数的增加而增加[33, 36]。在复发性手术中，RLN 暂时性和永久性麻痹的发生率分别为 0%～22% 和 0%～13%；暂时性和永久性甲状旁腺功能减退的发生率分别为 9%～35% 和 0%～22%[31, 33, 37]。因此，考虑到并发症风险增加，应明确复发性手术的指征。

在再次手术时，应考虑外侧入路，并在先前未解剖的区域识别神经，避免 Kocher 入路中结缔组织粘连[34]。将带状肌向内侧牵拉，然后进入胸锁乳突肌前方的平面。此过程中应始终识别 RLN，通常在下颈部，然后沿颈部走行。术中神经监测在复发手术中很有用，可以提高在瘢痕组织中检测神经的能力，从而降低 RLN 损伤的发生率[38, 39]。

131I 治疗复发性甲状腺肿的疗效尚不清楚。

（Angela Gurrado, Francesco Paolo Prete, Giovanna Di Meo, Alessandro Pasculli, Elisabetta Poli, Lucia Ilaria Sgaramella, Mario Testini 著　莫金华 译）

参考文献

1. Haller A. Disputationes Anatomicae Selectae. Gottingen: Vandenhoeck; 1749. p. 96.
2. Knobel M. An overview of retrosternal goiter. J Endocrinol Investig. 2021;44(4):679–91.
3. Testini M, Gurrado A, Avenia N, et al. Does mediastinal extension of the goiter increase morbidity of total thyroidectomy? A multicenter study of 19,662 patients. Ann Surg Oncol. 2011;18(8):2251–9.
4. Katlic MR, Wang CA, Grillo HC. Substernal goiter. Ann Thorac Surg. 1985;39(4):391–9.
5. Testini M, Nacchiero M, Miniello S, et al. Management of retrosternal goiters: experience of a surgical unit. Int Surg. 2005;90(2):61–5.
6. Hanson MA, Shaha AR, Wu JX. Surgical approach to the substernal goiter. Best Pract Res Clin Endocrinol Metab. 2019;33(4):101312.
7. Huins CT, Georgalas C, Mehrzad H, Tolley NS. A new classification system for retrosternal goitre based on a systematic review of its complications and management. Int J Surg. 2008;6(1):71–6.
8. Tikka T, Nixon IJ, Harrison-Phipps K, Simo R. Predictors of the need for an extracervical approach to intrathoracic goitre. BJS Open. 2018;3(2):174–9.
9. Rosato L, De Crea C, Bellantone R, et al. Diagnostic, therapeutic and health-care management protocol in thyroid surgery: a position statement of the Italian Association of Endocrine Surgery Units (U.E.C. CLUB). J Endocrinol Investig. 2016;39(8):939–53.
10. Simó R, Nixon IJ, Vander Poorten V, et al. Surgical management of intrathoracic goitres. Eur Arch Otorhinolaryngol. 2019;276:305–14.
11. Testini M, Gurrado A, Lissidini G, et al. Emergency surgery for acute respiratory failure secondary to spontaneous thyroid hemorrhage. Int Surg. 2008;93(3):158–62.
12. Testini M, Logoluso F, Lissidini G, et al. Emergency total thyroidectomy due to non traumatic disease. Experience of a surgical unit and literature review. World J Emerg Surg. 2012;7:9.
13. Prete FP, Panzera PC, Di Meo G, et al. Risk factors for difficult thyroidectomy and postoperative morbidity do not match: retrospective study from an endocrine surgery academic referral Centre. Updat Surg. 2022;74(6):1943–51.
14. Prete FP, Sgaramella LI, Di Meo G, et al. Introducing routine intraoperative nerve monitoring in a high-volume endocrine surgery Centre: a health technology assessment. Updat Surg. 2021;73(6):2263–73.
15. White ML, Doherty GM, Gauger PG. Evidence-based surgical management of substernal goiter. World J Surg. 2008;32(7):1285–300.
16. Franco IF, Gurrado A, Lissidini G, et al. Floating left innominate vein neoplastic thrombus: a rare case of mediastinal extension of follicular thyroid carcinoma. Phlebology. 2015;30(2):140–4.
17. Chow TL, Chan TT, Suen DT, et al. Surgical management of substernal goitre: local experience. Hong Kong Med J. 2005;11(5):360–5.
18. Zambudio AR, Rodríguez J, Riquelme J, et al. Prospective study of postoperative complications after total thyroidectomy for multinodular goiters by surgeons with experience in endocrine surgery. Ann Surg. 2004;240(1):18–25.
19. Testini M, Gurrado A, Lissidini G, Nacchiero M. Hypoparathyroidism after total thyroidectomy. Minerva Chir. 2007;62(5):409–15.
20. Testini M, Gurrado A, Bellantone R, et al. Recurrent laryngeal nerve palsy and substernal goiter. An Italian multicenter study. J Visc Surg. 2014;151(3):183–9.
21. Gurrado A, Pasculli A, Pezzolla A, et al. A method to repair the recurrent laryngeal nerve during thyroidectomy. Can J Surg. 2018;61(4):278–82.
22. Testini M, Pasculli A, Di Meo G, et al. Advanced vessel sealing devices in total thyroidectomy for substernal goitre: a retrospective cohort study. Int J Surg. 2016;35:160–4.

23. Testini M, Marzaioli R, Lissidini G, et al. The effectiveness of FloSeal matrix hemostatic agent in thyroid surgery: a prospective, randomized, control study. Langenbeck's Arch Surg. 2009;394(5):837–42.
24. Testini M, Piccinni G, Lissidini G, Nacchiero M. The lifting of substernal goitres using a Fogarty catheter. Ann R Coll Surg Engl. 2005;87(1):63–4.
25. Massard G, Wihlm JM, Jeung MY, et al. Le goitre médiastinal oublié: sept observations [Forgotten mediastinal goiter: seven cases]. Ann Chir. 1992;46(8):770–3.
26. Sahbaz A, Aksakal N, Ozcinar B, et al. The "forgotten" goiter after total thyroidectomy. Int J Surg Case Rep. 2013;4(3):269–71.
27. Patel KM, Parsons CC. Forgotten goiter: diagnosis and management. A case report and literature review. Int J Surg Case Rep. 2016;27:192–4.
28. Calò PG, Tatti A, Medas F, et al. Forgotten goiter. Our experience and a review of the literature. Ann Ital Chir. 2012;83(6):487–90.
29. Netter FH, Forsham PH, editors. The Ciba collection of medical illustrations, vol. 4. Section II. West Caldwell, NJ: Ciba; 1974. p. 43–4.
30. Moalem J, Suh I, Duh QY. Treatment and prevention of recurrence of multinodular goiter: an evidence-based review of the literature. World J Surg. 2008;32(7):1301–12.
31. Snook KL, Stalberg PL, Sidhu SB, et al. Recurrence after total thyroidectomy for benign multinodular goiter. World J Surg. 2007;31(3):593–8. discussion 599–600
32. Cirocchi R, Trastulli S, Randolph J, et al. Total or near-total thyroidectomy versus subtotal thyroidectomy for multinodular non-toxic goitre in adults. Cochrane Database Syst Rev. 2015;2015(8):CD010370.
33. Medas F, Tuveri M, Canu GL, et al. Complications after reoperative thyroid surgery: retrospective evaluation of 152 consecutives cases. Updat Surg. 2019;71(4):705–10.
34. Menegaux F, Turpin G, Dahman M, et al. Secondary thyroidectomy in patients with prior thyroid surgery for benign disease: a study of 203 cases. Surgery. 1999;126(3):479–83.
35. Levin KE, Clark AH, Duh QY, et al. Reoperative thyroid surgery. Surgery. 1992;111(6):604–9.
36. Peix JL, Van Box SP, Olagne E, et al. Résultats des réinterventions pour goitres [Results of reoperations for goiter]. Ann Chir. 1997;51(3):217–21.
37. Lombardi CP, Raffaelli M, De Crea C, et al. Morbidity of central neck dissection: primary surgery vs reoperation. Results of a case-control study. Langenbeck's Arch Surg. 2014;399(6):747–53.
38. Wojtczak B, Barczyński M. Intermittent neural monitoring of the recurrent laryngeal nerve in surgery for recurrent goiter. Gland Surg. 2016;5(5):481–9.
39. Johnson S, Goldenberg D. Intraoperative monitoring of the recurrent laryngeal nerve during revision thyroid surgery. Otolaryngol Clin N Am. 2008;41(6):1147–51.

第二篇
颈部入路和腔镜入路手术

第 6 章　常规开放甲状腺切除术

6.1　引言

甲状腺手术是最常见的外科手术之一，美国每年完成甲状腺手术超过 9 万例，意大利每年完成约 4 万例[1,2]。常规开放甲状腺手术、腔镜及机器人甲状腺手术在不同的医疗中心中占比存在很大差异，手术方式的选择取决于手术适应证、患者的选择及医生的手术经验等。在一项大型的欧洲区域回顾分析中，微创手术占比低于 4%[3]，而韩国一家医疗中心的报告指出，其机器人甲状腺手术占比接近 20%[4]。甲状腺手术几乎都是择期手术，只有部分特殊患者可以作为日间手术早期出院[5]，甲状腺急诊手术一般比较少见[6-8]。

6.2　适应证

择期甲状腺手术的适应证包括：良性或恶性甲状腺肿瘤，细针穿刺活检结果不能除外恶性可能的甲状腺结节，甲状腺功能亢进症，出现压迫症状、影响外观的甲状腺肿，胸骨后甲状腺肿[9-12]。甲状腺急诊手术非常少见（<1%），其适应证包括：甲状腺内急性出血、气管受压、肿瘤堵塞气管腔或喉返神经（RLN）受侵导致的急性气道阻塞[6,13]。

6.3　技术考虑

根据目前的指南，甲状腺切除术的手术方式一般可分为甲状腺全部切除术、甲状腺近全切除术、甲状腺单侧叶及峡部切除术[9-12]。术前谈话时应按照当前的病情与患者沟通术中甲状腺的切除范围。行甲状腺切除的外科医生必须熟悉甲状腺区域的解剖结构及变异情况[14-17]。

6.3.1　体位

患者全身麻醉后，取仰卧位，双臂放置于身侧，头部固定，肩部下方横向放置支撑物来帮助颈部伸展（图 6.1）。目前，也有一些团队采用局部麻醉联合浅表颈丛阻滞的方法来进行手术[18]。调整手术台使头部抬高，与地面呈 30°（反向特伦德伦堡卧位）。当进行微创腔镜辅助甲状腺切除术（mini-invasive video-assisted thyroidectomy，MIVAT）时，该角度应略小于 30°，以方便腔镜辅助。

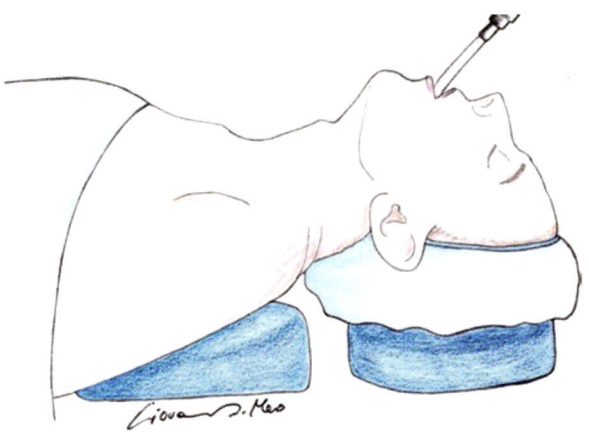

图 6.1　患者取仰卧位，肩部下方横向放置支撑物，颈部伸展。调整手术台使头部抬高，与地面呈 30°

对于颈椎活动受限（如颈椎病）的患者不适用于以上体位以免受伤。另外，摆放手臂时应特别注意对肘部的保护，避免尺神经过度牵拉导致臂丛神经麻痹。

颈部术区消毒铺巾，铺巾范围为：上至颏部，两侧至斜方肌，下至胸上部（锁骨下方约 5 cm）。

当使用术中神经监测（intraoperative nerve monitoring，IONM）时，外科医生和麻醉医师在术前应做好充分沟通，明确术中使用哪种类型的气管导管和避免长时间的肌肉阻滞[19, 20]。

6.3.2　手术技术

6.3.2.1　切口

在临床工作中，目前常采用 Kocher 切口作为甲状腺手术的皮肤切口，这是一种对称、水平、弧形的皮肤切口，其长度可根据外科医生的习惯和患者的特征进行调整（平均 3～5 cm）。切口位于锁骨头和胸骨上切迹上方，通常在胸骨切迹上方约两横指处，呈弧形（图 6.2），通常顺 Langer 线方向或颈纹方向（若颈纹可见）。

在 MIVAT 中，皮肤切口长约 2 cm，位置较高，于甲状软骨切迹下方约一横指处。

巨大甲状腺肿切除或侧颈淋巴结清扫时，皮肤切口可向侧方延长（图 6.3）。目前，已经很少采用 H 形皮肤切口（沿着 Kocher 切口的边缘向上和向下延长），因为在淋巴结切除术中，超声引导下可进行侧方淋巴结定位，无须使用 H 形切口[20]。

由于甲状腺肿向纵隔或胸腔内生长，需行胸骨柄切开术或胸骨切开术时，需要从中线开始纵行向下延长切口（图 6.4）。

然后在颈阔肌下游离皮瓣，上至甲状软骨切迹，下至胸骨切迹。在甲状腺手术学习的初期，当皮瓣较薄时，必须注意避免因不慎使用电刀而导致皮瓣穿孔。此外，应将颈前静脉保留在颈前筋膜内，避免因处理静脉出血浪费时间。

第 6 章 常规开放甲状腺切除术

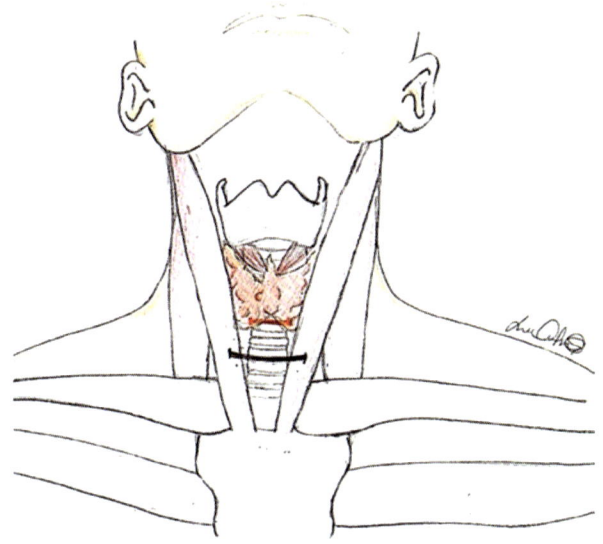

图 6.2 领式切口（Kocher 切口），位置靠近颈部下界，胸骨切迹上方约两横指处，切口长度通常为 3~5 cm

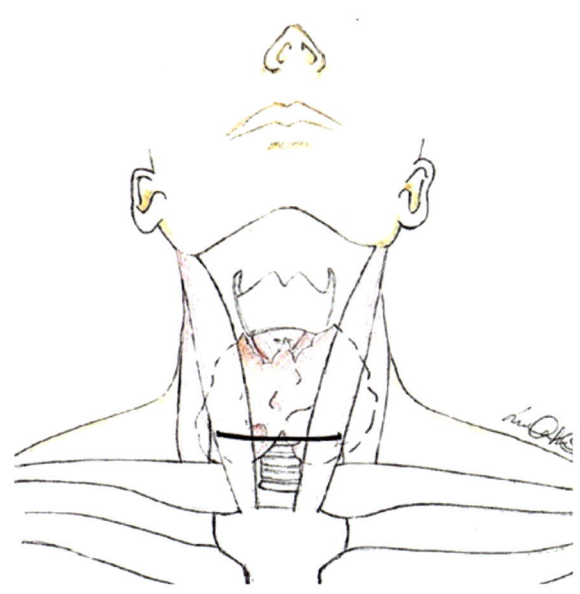

图 6.3 巨大甲状腺肿切除或侧颈淋巴结清扫时，可能需要适当延长切口长度

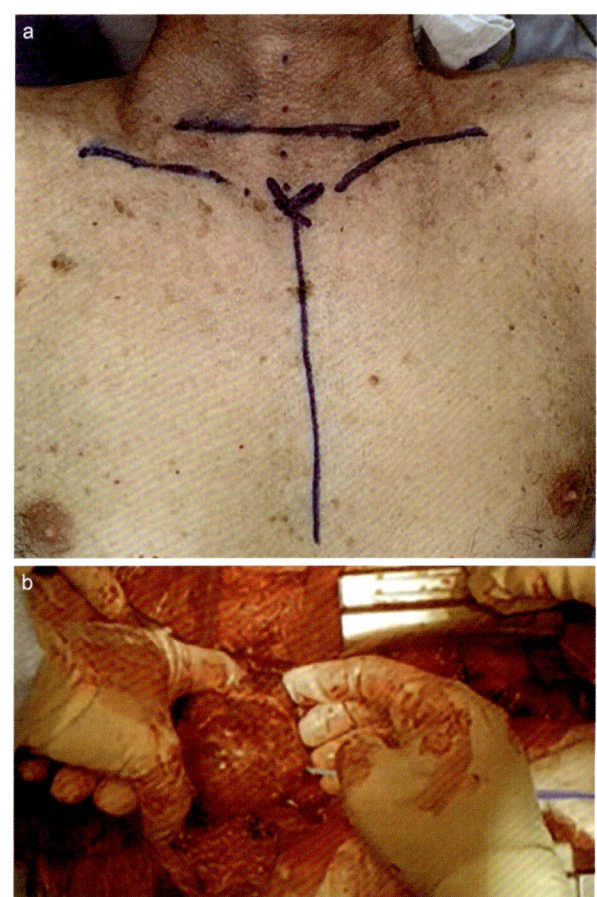

图 6.4 术前标记（a），切除较大的颈纵隔交界性甲状腺肿时，需延长领式切口至胸部以便行胸骨切开术（b）

6.3.2.2 甲状腺暴露

将舌骨下肌群（胸骨舌骨肌、胸骨甲状肌和肩胛舌骨肌上腹）间的颈白线打开，暴露甲状腺峡部、环状软骨和颈部中央区，即可进入甲状腺术区。

充分牵拉胸骨舌骨肌和胸骨甲状肌，游离和暴露甲状腺上极血管和喉上神经外支（external branch of the superior laryngeal nerve，ebSLN）[19]。

若甲状腺腺体较小，则无须常规分离带状肌，但甲状腺腺体较大的多结节甲状腺肿或在患者肥胖的情况下，充分分离带状肌有助于暴露环甲间隙，并且不会对肌肉功能或外观产生较大的影响，同时也有利于手术的顺利进行；另外，甲状腺切除后的肌肉重建也很简单 [19, 21]。分离带状肌时，需注意保护胸骨甲状肌侧缘的颈袢。在确诊或高度怀疑甲状腺恶性肿瘤时，必须将与甲状腺腺体粘连的肌肉一并完整切除 [19]。

当甲状腺与颈动脉鞘之间的间隙被打开后，可用 IONM 验证迷走神经的完整性 [22]。

分离和结扎上极时需要注意保护上甲状旁腺（parathyroid glands，PGs）和喉上神经外支。

6.3.2.3 上甲状旁腺

上甲状旁腺起源于第四鳃囊，其胚胎下降路径较短，通常紧贴甲状腺腺叶背侧，左右呈对称分布[23]。在 80% 的患者中，上甲状旁腺位于气管前筋膜下方的脂肪组织内，当上极离断并被牵拉向内时可以看到，通常位于环状软骨和甲状软骨关节连接处上方 1 cm 内，或甲状腺下动脉（inferior thyroid artery，ITA）与喉返神经交叉点上方 1 cm 内[23]。

甲状旁腺呈卵圆形，黄褐色，接近浅橙色，质地柔软。其血供主要来自 ITA 的末端分支，这使其在解剖过程中容易出现血供受损；当血供受损时，甲状旁腺会变成深棕色，提示术者需要进行甲状旁腺自体移植手术。在解剖过程中使用放大镜（3 倍）可以协助更快地识别甲状旁腺[24]。

6.3.2.4 喉上神经外支

喉上神经（superior laryngeal nerve，SLN）源自迷走神经，在舌骨大角水平分为支配喉黏膜的内支和支配环甲肌的外支（ebSLN），ebSLN 通过紧张声带来提高音调。ebSLN 穿过甲状腺上极下方的无血管间隙，在胸骨舌骨肌内侧下行至喉部，因其与甲状腺上动脉（superior thyroid artery，STA）伴行但位置关系变异较大（如 Cernea 等所分类），所以在甲状腺切除术中损伤风险较高；在 ebSLN 低位（2b 型，20%）中，在紧贴甲状腺被膜处结扎 STA 分支[25]。

根据我们的经验，MIVAT 或机器人辅助甲状腺切除术（robot-assisted thyroidectomy，RAT）可在腔镜镜头的放大作用下提高 ebSLN 的辨识率[26]。然而，在 20% 的病例中，ebSLN 位于筋膜下从而无法被看到。在这种情况下，可用 IONM 刺激神经使环甲肌产生颤动从而被识别。打开甲状腺和环甲肌之间的无血管间隙（环甲间隙）后继续向上解剖，可能会直接看到 ebSLN，即使无法直接看到也可避免其受损。与 RLN 损伤相比，ebSLN 损伤的介绍相对较少[27]并且经常被忽视，其一旦出现损伤则出现无法发出高音、失去声音投射能力或长时间讲话时容易出现声音疲劳[28]。只有在频闪喉镜检查中才能证明声音变化与 ebSLN 损伤有关[29]。

6.3.2.5 甲状腺上动脉

甲状腺上动脉（superior thyroid artery，STA）是颈外动脉的第一分支，它伴随 ebSLN 沿咽下缩肌表面向下和向内走行，在甲状腺上极水平分为后支、外支和前支。2% 的患者可在该区域内发现上甲状旁腺[23]。

使用丝线、超声刀或者射频/混合系统在甲状腺上极紧邻甲状腺被膜处闭合甲状腺上动脉，可避免意外损伤 ebSLN[30]。

离断上极血管蒂后，助手应立即将腺体向内牵拉，以备暴露下极或中静脉，以及暴露和保护 RLN。

6.3.2.6 甲状腺中静脉、峡部血管

甲状腺中静脉有时是一条单独的静脉，有时是几条分支静脉，从腺体发出后经颈总动脉前方汇入颈内静脉。闭合和切断甲状腺中静脉后可将腺体向内侧牵拉，暴露喉返神经

（RLN）入喉前的所在区域，即 Berry 韧带和 Zuckerkandl 结节（tubercle of Zuckerkandl，ZT）的下方，后者是甲状腺外侧缘腺体自身增厚突起而形成的结节。在解剖 RLN 前，找到气管前表面的位置有助于更好地定位 RLN 入喉前的所在位置及气管食管沟的位置。甲状腺下静脉在峡部下方的中线上相互吻合形成血管丛。甲状腺最下动脉（也称为 Neubauer 动脉）源自主动脉弓或无名动脉，有时（<5% 的患者）起始后沿气管正前方上升，进入甲状腺峡部。当正常的下极血管缺失时，甲状腺最下动脉将为甲状腺下部供血。

6.3.2.7　甲状腺下动脉

双侧腺叶下极及后方腺体的血供均来源于甲状腺下动脉（ITA）。ITA 起源于甲状颈干，在双侧颈动脉筋膜后方上升至颈部，然后转向内侧走行到达腺体的下部和后部，分别发出后支、内支和下支。ITA 常在近端发出这几个分支，RLN 常在它们之间走行。因此，ITA 可用作识别 RLN 的标志，对颈总动脉进行适度牵引可能有助于暴露 RLN 和甲状旁腺。甲状旁腺的血供主要来源于 ITA，因此只要甲状旁腺（原文为 RLN）被保留下来，其分支应在供应甲状旁腺后的腺叶被膜上分别予以结扎。

6.3.2.8　喉返神经

识别和保留喉返神经是甲状腺切除术中的一个重要过程。使用超声刀或双极电凝凝闭血管时必须全程保持小心谨慎，以免造成热损伤[30]。

喉返神经（RLN，也称为喉下神经）是喉内肌的运动神经。RLN 支配除环甲肌外的所有喉内肌以及声门下方的喉黏膜，其运动功能是使声带从中线外展。左侧 RLN 在跨过主动脉弓时从迷走神经发出并开始向上走行；左侧 RLN 比右侧 RLN 位置更深，在到达喉之前在气管食管沟内走行，与右侧 RLN 相比，左侧 RLN 与气管食管沟的关系更密切且更恒定，这使其更容易被定位。右侧 RLN 在锁骨下动脉水平从迷走神经发出，向后并转向上方走行，与左侧 RLN 相比，其在气管食管沟内的位置更偏外侧。RLN 在甲状腺双叶的后方深部走行，始终位于甲状腺真被膜外和 Berry 韧带内。尽管在大多数情况下，RLN 始终在距离 ITA 和 Berry 韧带几毫米的范围内，但其与颈前区其他解剖结构之间的关系具有高度变异性。最常见的情况分为 3 种：RLN 可能位于 ITA 的后方、前方或穿过其分支。左侧 RLN 更常位于 ITA 后方，右侧 RLN 更常位于动脉分支之间或动脉前方。这就是为什么常选择在紧邻甲状腺被膜处进行 ITA 三级分支的远端结扎，因为近端结扎可能会误伤神经或其分支，神经通常在进入甲状腺区域前就发出两个分支，分别支配喉的外展肌和内收肌。

RLN 总是位于 ZT 附近，因此 ZT 可被视为寻找 RLN 的明确标志。比较常见的情况是，RLN 直接位于 ZT 后面；然而，当 ZT 增大发展成结节性病变时，RLN 会从其内侧间隙穿过。在入喉之前，RLN 会走行于 Berry 韧带的正下方、内部甚至前方，因此术中需要谨慎操作，保持 RLN 在其结缔组织鞘内，以尽量减少其血供的损伤。

识别 RLN 的最佳方法是找到其表面的滋养血管，术中使用放大镜有助于显示 RLN 滋养血管（规则走行且与神经主轴平行）和血管滋养管（主要为无序走行）的方向和走行[24]。实际上，有时 RLN 走行与动脉一致，尤其是表现出相似路径的喉下动脉。

随后，RLN 继续向内向上走行，沿着环甲肌后方在邻近甲状腺腺体处进入喉部，此处是其最易受损的部位。此外，在巨大甲状腺肿的情况下，RLN 还可能貌似进入甲状腺但实则绕过腺体下方（图 6.5）。

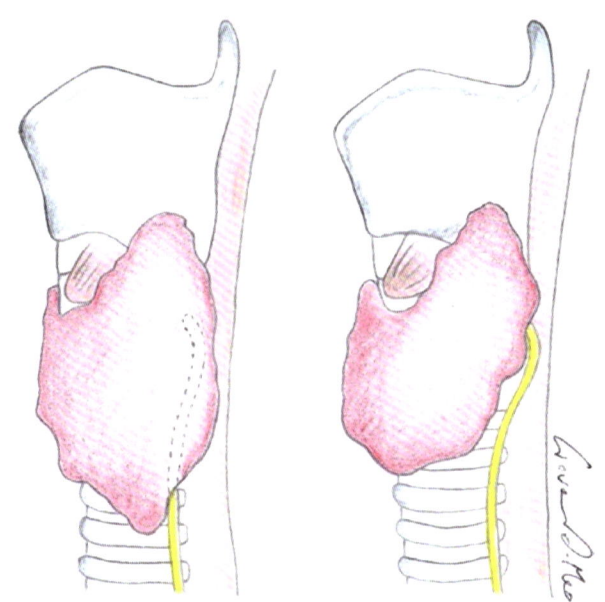

图 6.5 巨大甲状腺肿可能会遮挡 RLN 的走行径路，尤其是在入喉处附近。有时，RLN 貌似进入腺体，实则可能在甲状腺实质的褶皱内走行。在处理大型甲状腺腺叶时，应谨慎操作，防止对尚未完全游离的 RLN 施加过度牵拉

在极少数情况下（0.55%～1% 的病例），右侧喉不返神经在甲状腺或喉部水平直接从迷走神经颈段发出，并直接进入喉部，而不在颈深部折绕。更为罕见的是，右侧可能同时存在喉返神经和喉不返神经，两者在甲状腺下缘更低位置汇合。

无论是意外还是肿瘤治疗的原因，只要 RLN 被完全切断，同侧声带就会向中线靠拢，处于旁正中位。但是，如果同侧的 ebSLN 和 RLN 同时受损，声带则会处于中间位置[31]。如果在术中证实 RLN 被医源性切断或因肿瘤侵犯而受损，可以立即进行显微外科手术对 RLN 进行一期修复[32]。一旦确认 RLN 表面没有覆盖甲状腺组织，就应使其从解剖区域回到气管食管沟的位置。

如果在单侧甲状腺切除术结束时，IONM 显示出 RLN 受损的迹象（信号丢失），建议停止手术。因此，最好从病变严重的一侧开始手术。

6.3.2.9 下甲状旁腺

下甲状旁腺起源于第三鳃囊，与胸腺一起沿长路径下降，因此其位置比上甲状旁腺更为多变。下甲状旁腺有时会嵌在气管前筋膜内较小的脂肪组织区域内，位于甲状腺腺叶的后方或下方，下甲状旁腺大都能在 ITA 终末分支的附近找到。在确定位置后，应检查每个甲状旁腺的血供情况。每一个血供差的甲状旁腺都应进行自体移植[33]。

6.3.2.10 手术完成

锥状叶，又称 Lalouette 锥体，在 15%～80% 的病例中存在[34]，其从甲状腺峡部伸出，长短不一，长者可达舌骨。

若在切除甲状腺时不恰当使用能量装置，气管较易受到热损伤，有时气管损伤只有在术后瘢痕脱落时才会被发现，因此在靠近气管使用能量装置时须格外小心。当进行甲状腺全切除术时，对侧甲状腺腺叶应以类似同侧腺叶切除的方式进行切除。在甲状腺近全切除术中，为了保护PGs，尤其是保护RLN，对侧腺叶切除时会留下极少量的甲状腺组织。

甲状腺切除术后，通过Valsalva动作检查是否彻底止血。缝合带状肌，下方可留一个小的开口，以防止深层封闭空间形成血肿。如有需要，可放置一个小型负压引流管，通常可在24 h内取出。然后，用4-0缝线间断缝合颈阔肌（或真皮层），4-0或5-0可吸收缝线完成皮内连续缝合。通常，在无并发症的情况下，患者可在24~48 h内出院。无论是良性还是恶性甲状腺疾病，循环血管生成细胞因子检测均可用于验证甲状腺全切除术是否完全彻底[35]。

（Mario Testini, Francesco Paolo Prete, Giovanna Di Meo, Alessandro Pasculli, Elisabetta Poli, Lucia Ilaria Sgaramella, Angela Gurrado 著　李丹丹 译）

参考文献

1. Sun GH, DeMonner S, Davis MM. Epidemiological and economic trends in inpatient and outpatient thyroidectomy in the United States, 1996–2006. Thyroid. 2013;23(6):727–33.
2. Pierannunzio D, Fedeli U, Francisci S, et al. Thyroidectomies in Italy: a population-based national analysis from 2001 to 2018. Thyroid. 2022;32(3):263–72.
3. Barczyński M, Konturek A, Stopa M, et al. Minimally invasive video-assisted thyroidectomy: seven-year experience with 240 cases. Wideochir Inne Tech Maloinwazyjne. 2012;7(3):175–80.
4. Kim K, Kang SW, Kim JK, et al. Surgical outcomes of minimally invasive thyroidectomy in thyroid cancer: comparison with conventional open thyroidectomy. Gland Surg. 2020;9(5):1172–81.
5. Testini M, Nacchiero M, Miniello S, et al. One-day vs standard thyroidectomy. A perspective study of feasibility. Minerva Endocrinol. 2002;27(3):225–9.
6. Testini M, Logoluso F, Lissidini G, et al. Emergency total thyroidectomy due to non traumatic disease. Experience of a surgical unit and literature review. World J Emerg Surg. 2012;7:9.
7. Testini M, Gurrado A, Lissidini G, et al. Emergency surgery for acute respiratory failure secondary to spontaneous thyroid hemorrhage. Int Surg. 2008;93(3):158–62.
8. Testini M, Lissidini G, Gurrado A, et al. Acute airway failure secondary to thyroid metastasis from renal carcinoma. World J Surg Oncol. 2008;6:14.
9. Haugen BR, Alexander EK, Bible KC, et al. 2015 American Thyroid Association management guidelines for adult patients with thyroid nodules and differentiated thyroid cancer: the American Thyroid Association guidelines task force on thyroid nodules and differentiated thyroid cancer. Thyroid. 2016;26(1):1–133.
10. Smallridge RC, Ain KB, Asa SL, et al. American Thyroid Association guidelines for management of patients with anaplastic thyroid cancer. Thyroid. 2012;22(11):1104–39.
11. Wells SA Jr, Asa SL, Dralle H, et al. Revised American Thyroid Association guidelines for the management of medullary thyroid carcinoma: the American Thyroid Association guidelines task force on medullary thyroid carcinoma. Thyroid. 2015;25(6):567–610.
12. Prete F, Abdel-Aziz T, Morkane C, et al. Prophylactic thyroidectomy in children with multiple endocrine neoplasia type 2. Br J Surg. 2018;105(10):1319–27.
13. Abraham D, Singh N, Lang B, et al. Benign nodular goitre presenting as acute airway obstruction. ANZ J Surg. 2007;77(5):364–7.
14. Bliss RD, Gauger PG, Delbridge LW. Surgeon's approach to the thyroid gland: surgical anatomy and the importance of technique. World J Surg. 2000;24(8):891–7.
15. Chiang FY, Lu IC, Chen HC, et al. Anatomical variations of recurrent laryngeal nerve during thyroid surgery: how to identify and handle the variations with intraoperative neuromonitoring. Kaohsiung J Med Sci. 2010;26(11):575–83.
16. Ranade AV, Rai R, Pai MM, et al. Anatomical variations of the thyroid gland: possible surgical implications. Singap Med J. 2008;49(10):831–4.

17. Gurrado A, Bellantone R, Cavallaro G, et al. Can total thyroidectomy be safely performed by residents? A comparative retrospective multicenter study. Medicine (Baltimore). 2016;95(14):e3241.
18. Wong P, Chieh Liew GH, Kothandan H. Anaesthesia for goitre surgery: a review. Proc Singapore Healthc. 2015;24(3):165–70.
19. Roman BR, Randolph GW, Kamani D. Conventional thyroidectomy in the treatment of primary thyroid cancer. Endocrinol Metab Clin N Am. 2019;48(1):125–41.
20. Prete FP, Sgaramella LI, Di Meo G, et al. Introducing routine intraoperative nerve monitoring in a high-volume endocrine surgery Centre: a health technology assessment. Updat Surg. 2021;73(6):2263–73.
21. Tinckler L. Strap muscles in thyroid surgery: to cut or not to cut? Ann R Coll Surg Engl. 1993;75(5):378–9.
22. Kim HY, Tufano RP, Chai YJ, et al. Intraoperative neural monitoring in thyroid surgery: role and responsibility of surgeon. J Endocr Surg. 2018;18(1):49–60.
23. Akerström G, Malmaeus J, Bergström R. Surgical anatomy of human parathyroid glands. Surgery. 1984;95(1):14–21.
24. Testini M, Nacchiero M, Piccinni G, et al. Total thyroidectomy is improved by loupe magnification. Microsurgery. 2004;24(1):39–42.
25. Cernea CR, Ferraz AR, Nishio S, et al. Surgical anatomy of the external branch of the superior laryngeal nerve. Head Neck. 1992;14(5):380–3.
26. Ambrosi A, Fersini A, Tartaglia N, et al. Tiroidectomia videoassistita con minicervicotomia Centrale. Esperienza iniziale in una divisione di endocrinochirurgia [video-assisted thyroidectomy with minimally invasive central cervicotomy: initial experience in an endocrine surgery division]. Chir Ital. 2006;58(5):549–56.
27. Droulias C, Tzinas S, Harlaftis N, et al. The superior laryngeal nerve: function and dysfunction. Otolaryngol Clin North Am. 1976;42(9):635–8.
28. Jansson S, Tisell LE, Hagne I, et al. Partial superior laryngeal nerve (SLN) lesions before and after thyroid surgery. World J Surg. 1988;12(4):522–7.
29. Teitelbaum BJ, Wenig BL. Superior laryngeal nerve injury from thyroid surgery. Head Neck. 1995;17(1):36–40.
30. Testini M, Pasculli A, Di Meo G, et al. Advanced vessel sealing devices in total thyroidectomy for substernal goitre: a retrospective cohort study. Int J Surg. 2016;35:160–4.
31. Testini M, Gurrado A, Bellantone R, et al. Recurrent laryngeal nerve palsy and substernal goiter. An Italian multicenter study. J Visc Surg. 2014;151(3):183–9.
32. Gurrado A, Pasculli A, Pezzolla A, et al. A method to repair the recurrent laryngeal nerve during thyroidectomy. Can J Surg. 2018;61(4):278–82.
33. Testini M, Gurrado A, Lissidini G, Nacchiero M. Hypoparathyroidism after total thyroidectomy. Minerva Chir. 2007;62(5):409–15.
34. Sadler GP, Clark OH, Van Heerden JA, et al. Thyroid and parathyroid. In: Schwartz SI, Shires GM, Spencer FC, et al., editors. Principles of surgery. 7th ed. New York: Mc Graw Hill; 1999.
35. Ria R, Prete F, Melaccio A, et al. Effect of thyroidectomy on circulating angiogenic cytokines in papillary thyroid carcinoma and benign goiter: potential for new biomarkers? Surgery. 2021;169(1):27–33.

第7章 微创腔镜辅助甲状腺切除术

7.1 引言

在过去的几十年里，甲状腺和甲状旁腺的手术逐步向微创化发展，主要目的是满足美容的需求[1]。颈部无瘢痕或仅有小瘢痕的甲状腺手术，对于女性来说非常有益。

1996年，Gagner第一次实施了经侧颈部入路的内镜下甲状旁腺切除术[2]，随后他指出，"该微创技术应用于甲状（旁）腺手术，可以减小皮肤切口，减少疼痛，并且能够明显提高美容效果"[3]。然而，微创方法还意味着创新的技术能够最大限度地减少手术暴露的创伤，同时通过新技术的发展和改进，达到与传统技术相同的手术死亡率和并发症发生率[4]。随后，更多的手术方式很快就开展应用，一方面是为了避免颈部长时间的充气，另一方面是为了找到有效的微创甲状腺切除的入路。

1997年，Miccoli首次公布了视频辅助的甲状旁腺切除术[5]。1999年，我们将该技术称为微创免充气视频辅助甲状腺腺叶切除术[6]。不久之后Miccoli等就发表了他们采用微创甲状腺切除术的初步结果[7]。

在此后的20多年，微创腔镜辅助甲状腺切除术（minimally invasive video-assisted thyroidectomy，MIVAT）成为应用最广的微创甲状腺切除术之一[8-10]。该技术的特殊性和其成功的原因在于内镜放大视野的优点，外科医生可以通过一个小的单独通路完成与传统甲状腺切除术相同的操作步骤[11-14]。事实上，MIVAT一部分是在内镜下进行的，一部分是在直视下进行的。内镜放大的作用更有助于在术中识别和保护包括喉下神经、喉上神经外支和甲状旁腺在内的重要结构。

MIVAT已经被证实是一种可重复、安全和有效的技术，能够达到与传统开放手术相同的结果，而在改善美容效果和减少术后疼痛方面更具优势[15-19]。很多不同的机构和医院在后续的应用中也进一步证实了该技术在不同临床环境下的有效性和安全性[8]。MIVAT在肿瘤根治程度、手术时间、住院花费和并发症发生率等方面都与传统的开放甲状腺切除术相似[14, 17, 20-22]。

在一些特定的病例中，MIVAT可以在局部麻醉下进行，从而进一步减少了手术创伤[23]。

选择适合的患者对于确保MIVAT的成功开展起着至关重要的作用[24]。

7.2 手术技术

既往的文献中详细描述了 MIVAT 的手术过程 [25, 26]。

- **患者体位和术者站位**。患者仰卧位，颈部稍后仰伸展。手术需要一位主刀医生和两名助手，其中一名助手负责把控内镜。由于术中没有外部的拉钩支撑，内镜的位置可以根据手术进程进行调整和改变。
- **麻醉**。MIVAT 通常在气管插管下全麻进行。随着手术经验的增加，MIVAT 可以在一部分选定的患者中使用改良的浅层颈深部阻滞局部麻醉下进行 [23]。
- **手术器械**。MIVAT 中需要的大部分手术器械都是手术室常规器械，不需要额外购买。唯一需要专门准备的手术器械是一个特别设计的钳子和钳子形状的吸引器。同时使用密封系统可以减少手术时间 [27]。
- **手术过程**。在皮肤中线，环状软骨和胸骨切迹之间设计小切口（1.5~2 cm）（图 7.1）。尽量打开颈白线，然后用甲状腺拉钩分离甲状腺腺叶与带状肌。将甲状腺腺叶向内侧牵拉，将带状肌向外侧牵拉。此时，从颈前切口处置入内镜（5 mm，30°）和手术器械（直径 2 mm）。首先将甲状腺腺体与带状肌完全分离，直到椎前筋膜，这是手术的后界。淋巴结清扫的外侧界是颈总动脉的内侧缘，内侧界为气管食管沟。术中使用两个专用的手术器械（spatulas）进行钝性分离，其中一个手术器械连接吸引器装置。将甲状腺腺叶从带状肌完全分离后，将甲状腺向下方牵拉，暴露甲状腺上极。由于术中有内镜的放大作用，可以更好地识别喉上神经外支（图 7.2）。再将甲状腺腺叶向上内侧牵拉，有助于识别喉下神经和甲状旁腺。喉下神经与甲状腺下动脉相交处较易识别（图 7.3a）。与常规手术情况一样，Zuckerkandl 结节也是识别喉下神经的另一个常用的解剖标志（图 7.3b）。在内镜放大作用的帮助下，更容易识别和原位保留甲状旁腺（图 7.4）。此时可以在直视下完整切除甲状腺腺叶。

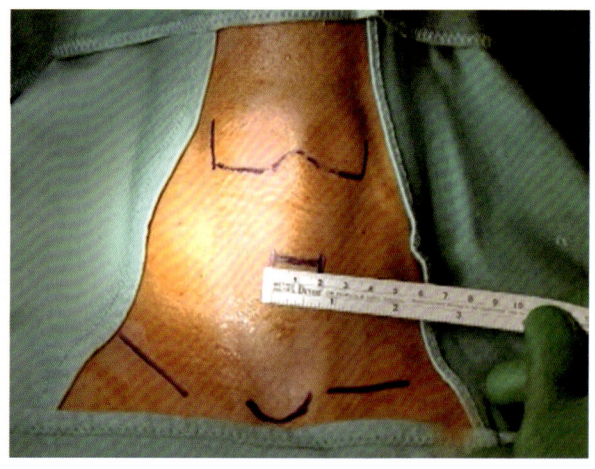

图 7.1 在环状软骨和胸骨切迹之间设计皮肤小切口（1.5~2 cm）

第 7 章 微创腔镜辅助甲状腺切除术

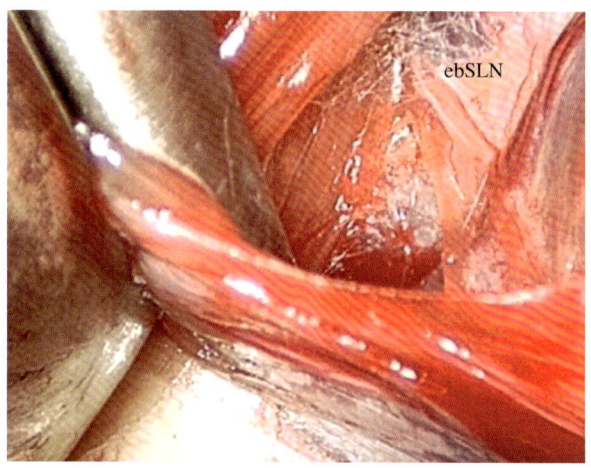

图 7.2 识别喉上神经外支（ebSLN）

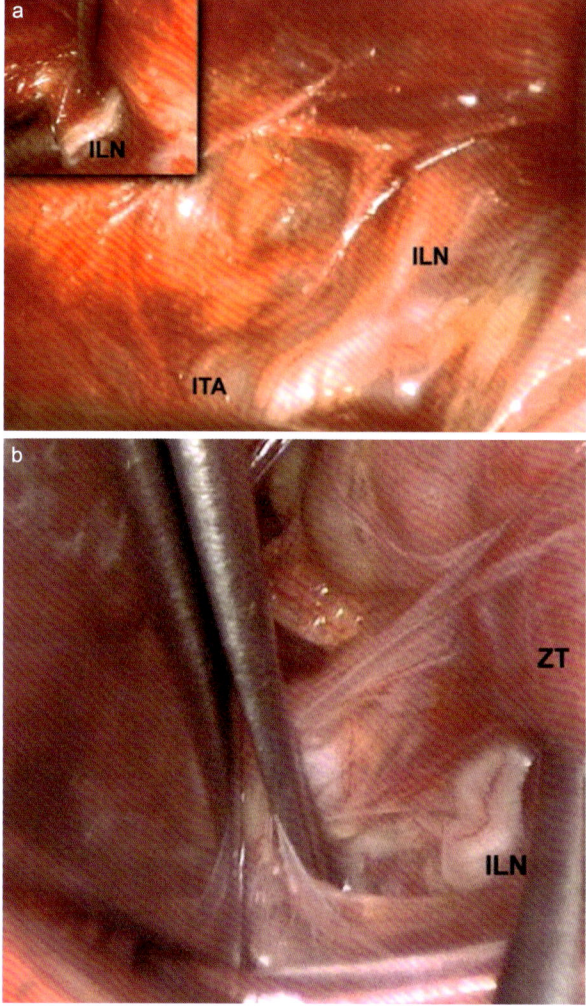

图 7.3 （a）喉下神经（ILN）在其与甲状腺下动脉（ITA）相交处被识别。（b）Zuckerkandl 结节（ZT）是识别喉下神经的另一个重要的解剖标志

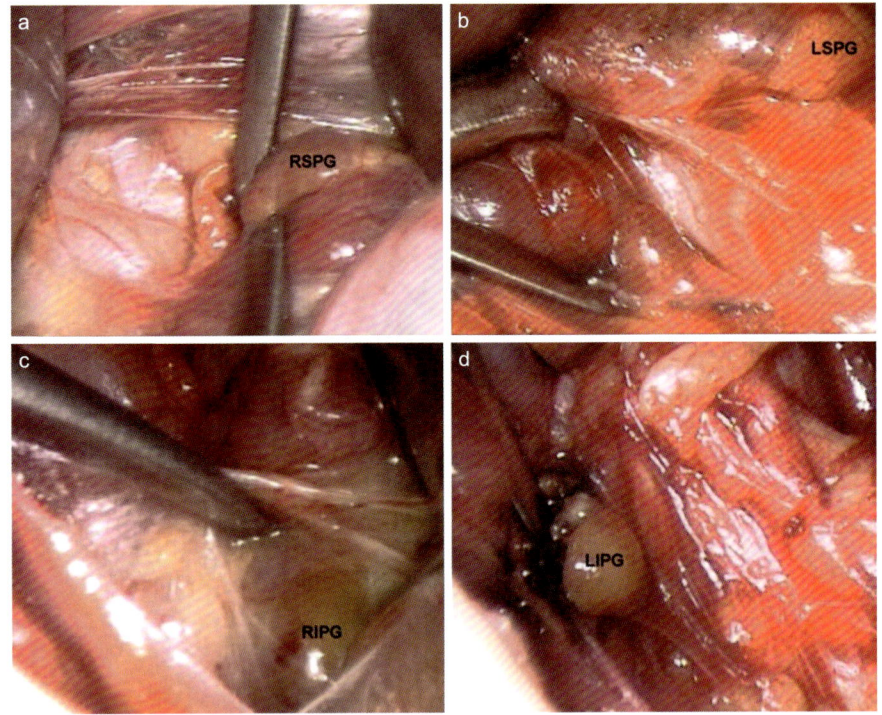

图 7.4 甲状旁腺的识别。(a)右上甲状旁腺(RSPG)。(b)左上甲状旁腺(LSPG)。(c)右下甲状旁腺(RIPG)。(d)左下甲状旁腺(LIPG)

7.3 手术适应证

选择合适的患者对保证 MIVAT 的成功起着关键作用。在早期实施 MIVAT 的经验中,适应证相当有限。起初甲状腺炎和颈部多次手术史都被列为该手术的禁忌证。随着手术操作技术的进步,MIVAT 的适应证也逐渐增加,包括有对侧颈部手术史和甲状腺炎的患者。同样,在一部分 Graves 病患者中,MIVAT 也是安全可行的[12,28]。

在我们的经验中,MIVAT 可用于结节直径≤35 mm 和体积≤30 ml 的患者[24]。

比较适合做 MIVAT 的患者是细胞学不确定或可疑的甲状腺小结节患者。此外,较小的热结节也是此类手术的最佳适应证。

MIVAT 的适应证也包括部分甲状腺乳头状癌(papillary thyroid carcinoma,PTC)。事实上,用内镜辅助方法扩大了 MIVAT 手术的适应证,包括在微小 PTC 中的应用[29-32]。结合既往小规模对照研究证实:MIVAT 可以达到与传统开放手术相当的根治性切除的目的[29,30,33],并没有增加肿瘤细胞扩散的风险[17]。

虽然我们已经成功对很多 PTC 患者进行了内镜辅助下的中央区淋巴结清扫术,并且术中意外发现淋巴结肿大和转移[20],但仍然不推荐术前已确诊淋巴结转移的患者使用 MIVAT 技术[24]。

MIVAT 也可应用于没有可测量的结节并且基础/刺激后的钙检测值均在正常水平的 *RET* 基因突变患者[34]。

我们认为术前进行准确的超声检查（由外科医生亲自检查效果更佳）对 MIVAT 的患者选择和判断发挥着关键作用。

根据我们的经验，选择 MIVAT 的患者占报道适应证患者的 30%[24]。在美国统计的比例同样为 30%[21, 35]，而 Miccoli 等最近报道的比例为 20%[36]。

7.4 结果

7.4.1 术后结果

我们回顾 10 年间接受 MIVAT 治疗的患者[37]，观察到手术中转率为 0.5%（7/1363），1 例确诊喉返神经麻痹（2507 条神经风险），甲状旁腺功能减退症的发生率为 0.8%（10/1175 甲状腺全切除术）。

MIVAT 术后并发症的发生率与传统开放手术相当[14, 36]。此外，与传统甲状腺切除术相比，MIVAT 也没有给患者增加额外的费用[38]，而最近的一项前瞻性随机研究证实了 MIVAT 可以改善术后的疼痛[39]。

与传统手术相比，在术前没有喉神经损伤的情况下，接受 MIVAT 治疗的患者在甲状腺切除术后早期发声和吞咽症状阳性的发生率和严重程度均显著降低（证据级别ⅡB）[40]。

7.4.2 肿瘤学结果

MIVAT 在微小"低风险"PTC 患者中的应用效果非常理想[31]。此外，使用微创的方式可以充分清扫中央区淋巴结。在一项病例对照研究中[41]，比较了两组接受内镜辅助或传统颈部中央区淋巴结清扫术的 PTC 患者。两组的平均手术时间、并发症发生率、切除和转移淋巴结数量相似。随访数据的比较分析表明，两组在以下方面无显著差异：左甲状腺素抑制治疗后平均血清甲状腺球蛋白水平和放射性碘治疗前术后平均颈部碘摄取量。

为了评估接受 MIVAT 的 PTC 患者的长期肿瘤学结果，我们评估了随访 10 年的患者数据[42]。我们将研究的重点放在随访数据上，包括 257 名患者，总体平均随访时间为 144.2±37.3 个月（范围为 120～197 个月）。在这个相对较长的随访期内，我们观察到在初次手术治疗后 2 年、3 年和 11 年，无局部复发，有 3 例侧颈部淋巴结转移。我们观察到的唯一复发发生在侧颈部淋巴结而不是甲状腺床。在此再次强调，虽然术前明确的中央区淋巴结转移是 MIVAT 的手术禁忌证，但在必要时，外科医生在使用经颈前入路的内镜辅助技术可以进行常规的中央区淋巴结清扫术。

MIVAT 对部分 PTC 患者的治疗效果较好，从长期随访结果来看也是如此。这些结果进一步证实，在严格的选择标准下，MIVAT 可以成为部分 PTC 患者的安全有效的术式选择。

（Marco Raffaelli, Carmela De Crea, Francesco Pennestrì, Pierpaolo Gallucci, Luca Revelli, Luca Sessa, Francesca Prioli, Celestino Pio Lombardi, Rocco Bellantone 著　张成瑶 译）

参考文献

1. Dimitrios L. Minimally invasive thyroidectomy: a comprehensive appraisal of existing techniques. Surgery. 2011;150(1):17–24.
2. Gagner M. Endoscopic subtotal parathyroidectomy in patients with primary hyperparathyroidism. Br J Surg. 1996;83(6):875.
3. Naitoh T, Gagner M, Garcia-Ruiz A, Heniford BT. Endoscopic endocrine surgery in the neck. An initial report of endoscopic subtotal parathyroidectomy. Surg Endosc. 1998;12(3):202–5. discussion 206
4. Henry JF. Minimally invasive thyroid and parathyroid surgery is not a question of length of the incision. Langenbeck's Arch Surg. 2008;393(5):621–6.
5. Miccoli P, Pinchera A, Cecchini G, et al. Minimally invasive, video-assisted parathyroid surgery for primary hyperparathyroidism. J Endocrinol Investig. 1997;20(7):429–30.
6. Bellantone R, Lombardi CP, Raffaelli M, et al. Minimally invasive, totally gasless video-assisted thyroid lobectomy. Am J Surg. 1999;177(4):342–3.
7. Miccoli P, Berti P, Conte M, et al. Minimally invasive surgery for thyroid small nodules: preliminary report. J Endocrinol Investig. 1999;22(11):849–51.
8. Miccoli P, Bellantone R, Mourad M, et al. Minimally invasive video-assisted thyroidectomy: multiinstitutional experience. World J Surg. 2002;26(8):972–5.
9. Schabram J, Vorländer C, Wahl RA. Differentiated operative strategy in minimally invasive, video-assisted thyroid surgery. Results in 196 patients. World J Surg. 2004;28(12):1282–6.
10. Dionigi G, Dralle H, Materazzi G, et al. Happy 20th birthday to minimally invasive video-assisted thyroidectomy! J Endocrinol Investig. 2020;43(3):385–8.
11. Bellantone R, Lombardi CP, Raffaelli M, et al. Video-assisted thyroidectomy. J Am Coll Surg. 2002;194(5):610–4.
12. Lombardi CP, Raffaelli M, Princi P, et al. Video-assisted thyroidectomy: report on the experience of a single center in more than four hundred cases. World J Surg. 2006;30(5):794–800.
13. Kania R, Hammami H, Vérillaud B, et al. Minimally invasive video-assisted thyroidectomy: tips and pearls for the surgical technique. Ann Otol Rhinol Laryngol. 2014;123(6):409–14.
14. Miccoli P, Biricotti M, Matteucci V, et al. Minimally invasive video-assisted thyroidectomy: reflections after more than 2400 cases performed. Surg Endosc. 2016;30(6):2489–95.
15. Miccoli P, Berti P, Raffaelli M, et al. Comparison between minimally invasive video-assisted thyroidectomy and conventional thyroidectomy: a prospective randomised study. Surgery. 2001;130(3):1039–43.
16. Bellantone R, Lombardi CP, Bossola M, et al. Video-assisted vs conventional thyroid lobectomy-a randomized trial. Arch Surg. 2002;137(3):301–4.
17. Lombardi CP, Raffaelli M, Princi P, et al. Safety of video-assisted thyroidectomy versus conventional surgery. Head Neck. 2005;27(1):58–64.
18. Pisanu A, Podda M, Reccia I, et al. Systematic review with meta-analysis of prospective randomized trials comparing minimally invasive video-assisted thyroidectomy (MIVAT) and conventional thyroidectomy (CT). Langenbeck's Arch Surg. 2013;398(8):1057–68.
19. Zhang P, Zhang HW, Han XD, et al. Meta-analysis of comparison between minimally invasive video-assisted thyroidectomy and conventional thyroidectomy. Eur Rev Med Pharmacol Sci. 2015;19(8):1381–7.
20. Lombardi CP, Raffaelli M, De Crea C, et al. Report on 8 years of experience with video-assisted thyroidectomy for papillary thyroid carcinoma. Surgery. 2007;142(6):944–51.
21. Lai SY, Walvekar RR, Ferris RL. Minimally invasive video-assisted thyroidectomy: expanded indications and oncologic completeness. Head Neck. 2008;30(11):1403–7.
22. Scerrino G, Melfa G, Raspanti C, et al. Minimally invasive video-assisted thyroidectomy: analysis of complications from a systematic review. Surg Innov. 2019;26(3):381–7.
23. Lombardi CP, Raffaelli M, Modesti C, et al. Video-assisted thyroidectomy under local anesthesia. Am J Surg. 2004;187(4):515–8.
24. Sessa L, Lombardi CP, De Crea C, et al. Video-assisted endocrine neck surgery: state of the art. Updat Surg. 2017;69(2):199–204.
25. Bellantone R, Lombardi CP, Raffaelli M. Tiroidectomia video-assistita. In: Trattato di tecniche chirurgiche, Chirurgia generale. EMC, Elsevier Italia; 2004.
26. Raffaelli M, De Crea C, Pennestrì F, et al. Video-assisted thyroidectomy. In: Shifrin A, editor. Atlas of thyroid surgery. Springer; 2022.

27. Miccoli P, Berti P, Raffaelli M, et al. Impact of harmonic scalpel on operative time during video-assisted thyroidectomy. Surg Endosc. 2002;16(4):663–6.
28. Berti P, Materazzi G, Galleri D, et al. Video-assisted thyroidectomy for graves' disease: report of a preliminary experience. Surg Endosc. 2004;18(8):1208–10.
29. Bellantone R, Lombardi CP, Raffaelli M, et al. Video-assisted thyroidectomy for papillary thyroid carcinoma. Surg Endosc. 2003;17(10):1604–8.
30. Miccoli P, Pinchera A, Materazzi G, et al. Surgical treatment of low- and intermediate-risk papillary thyroid cancer with minimally invasive video-assisted thyroidectomy. J Clin Endocrinol Metab. 2009;94(5):1618–22.
31. Lombardi CP, Raffaelli M, De Crea C, et al. Video-assisted thyroidectomy for papillary thyroid carcinoma. J Oncol. 2010;2010:148542.
32. Wu CT, Yang LH, Kuo SJ. Comparison of video-assisted thyroidectomy and traditional thyroidectomy for the treatment of papillary thyroid carcinoma. Surg Endosc. 2010;24(7):1658–62.
33. Miccoli P, Elisei R, Materazzi G, et al. Minimally invasive video-assisted thyroidectomy for papillary carcinoma: a prospective study of its completeness. Surgery. 2002;132(6):1070–3. discussion 1073–4
34. Miccoli P, Elisei R, Berti P, et al. Video assisted prophylactic thyroidectomy and central compartment nodes clearance in two RET gene mutation adult carriers. J Endocrinol Investig. 2004;27(6):557–61.
35. Terris DJ, Angelos P, Steward DL, Simental AA. Minimally invasive video-assisted thyroidectomy: a multi-institutional north American experience. Arch Otolaryngol Head Neck Surg. 2008;134(1):81–4.
36. Miccoli P, Fregoli L, Rossi L, et al. Minimally invasive video-assisted thyroidectomy (MIVAT). Gland Surg. 2020;9(Suppl 1):S1–5.
37. Lombardi CP, Raffaelli M, De Crea C, et al. Video-assisted thyroidectomy: lessons learned after more than one decade. Acta Otorhinolaryngol Ital. 2009;29(6):317–20.
38. Byrd JK, Nguyen SA, Ketcham A, et al. Minimally invasive video-assisted thyroidectomy versus conventional thyroidectomy: a cost-effective analysis. Otolaryngol Head Neck Surg. 2010;143(6):789–94.
39. Miccoli P, Rago R, Massi M, et al. Standard versus video-assisted thyroidectomy: objective postoperative pain evaluation. Surg Endosc. 2010;24(10):2415–7.
40. Lombardi CP, Raffaelli M, D'Alatri L, et al. Video-assisted thyroidectomy significantly reduces the risk of early post-thyroidectomy voice and swallowing symptoms. World J Surg. 2008;32(5):693–700.
41. Bellantone R, Lombardi CP, Raffaelli M, et al. Central neck lymph node removal during minimally invasive video-assisted thyroidectomy for thyroid carcinoma: a feasible and safe procedure. J Laparoendosc Adv Surg Tech A. 2002;12(3):181–5.
42. Bellantone R, Raffaelli M, De Crea C, et al. Video-assisted thyroidectomy for papillary thyroid carcinoma: oncologic outcome in patients with follow-up ≥10 years. World J Surg. 2018;42(2):402–8.

第 8 章　甲状腺乳头状癌颈淋巴结清扫术

8.1　引言

甲状腺癌是最常见的内分泌恶性肿瘤，其发病率不断上升，主要是甲状腺乳头状癌（papillary thyroid cancer，PTC）这一最常见的甲状腺癌组织学亚型的诊断率不断上升。甲状腺乳头状癌占所有确诊甲状腺癌的 90%[1]。甲状腺癌发病率不断上升的主要原因是超声检查时偶然发现的微小癌，但也有一小部分原因是局部晚期甲状腺癌和转移性甲状腺癌的确诊。然而，年龄调整后的甲状腺癌死亡率仍保持不变或略有上升[2]。

在 PTC 中出现淋巴结转移是非常常见的，尤其是在颈中央区。21%~35% 的患者在术前可能出现淋巴结转移[3, 4]。如果将组织学上发现的隐匿性微转移也纳入淋巴结转移阳性的计算，那淋巴结转移的比例将高达 85%[3-5]。国际指南［包括美国甲状腺协会（American Thyroid Association, ATA）和美国国家综合癌症网络（National Comprehensive Cancer Network, NCCN）指南］一致认为，对肉眼可见的中央区淋巴结转移（cN1）进行区域淋巴结清扫可以降低疾病局部复发风险，并且增加无病生存率（这一点具有争议）[6-8]。然而，无论是治疗性还是预防性的颈淋巴结清扫，都有可能导致并发症的增加，主要包括甲状旁腺功能减退症和喉返神经（RLN）损伤。

大部分 PTC 的预后很好，总体 5 年生存率超过 90%[3]，但仍有 30% 的患者可能出现局部复发（locoregional recurrence, LRR）[4]。PTC 的总体预后良好并且疾病进展缓慢，因此更加需要仔细评估来降低 LRR 的风险与淋巴结清扫可能带来的并发症。本章将通过描述 PTC 的颈淋巴结清扫术的适应证和长期以来存在的争议来阐述。

8.2　定义

通常我们在描述 PTC 颈淋巴结清扫术时会使用到各种解剖和手术术语，尤其是与中央区淋巴结清扫术相关的术语。甲状腺癌分期经历了几次迭代，PTC 淋巴结转移的临床相关性在过去几十年中也发生了变化。随之而来的临床管理的变化给需要长时间随访的患者群体带来了一定的困难。

8.2.1　解剖术语

1991 年，Robbins 等首次尝试将颈淋巴结解剖中使用的术语标准化[9]。该分类随后被美国耳鼻咽喉头颈外科学会（American Academy of Otolaryngology-Head and Neck Surgery）采用。解剖定义的最初目的是规范头颈部鳞状细胞癌的治疗，而不是甲状腺癌，因为甲状腺癌的扩散方式与头颈部鳞癌是不同的。国际上至少有四种系统用于颈淋巴结清扫的分期[9-12]。

美国耳鼻咽喉头颈外科学会系统将颈淋巴结分为6个（Ⅰ～Ⅵ）区[9]。中央区淋巴结分为Ⅰa、Ⅰb和Ⅵ区，侧颈区分为Ⅱa、Ⅱb、Ⅲ、Ⅳ、Ⅴa和Ⅴb区。上纵隔通常被称为Ⅶ区。这种分区方式与甲状腺癌的转移相关，因为Ⅵ区和Ⅶ区是PTC淋巴结早期转移最常见的部位。Ⅵ区的上界是舌骨，下界是胸骨切迹，外界是颈总动脉，内界是气管，后界是椎前筋膜。喉前、气管前和气管旁淋巴结均属于中央区。Delphian淋巴结或环状淋巴结位于喉前淋巴结区域。需要注意在甲状腺癌中，解剖描述的边界不是PTC扩散的边界，主要是用于方便沟通和手术期间识别重要的解剖结构[13]。

日本甲状腺外科学会分类（Japanese Society of Thyroid Surgery Classification）[10]与美国系统相似，只是不包括上纵隔淋巴结。中央区由Ⅰ～Ⅳ区淋巴结（分别为喉前、气管前、气管旁和腺旁区）和Ⅴ～Ⅶ侧颈区淋巴结组成。国际抗癌联盟（The International Union Against Cancer, UICC）描述了8个区域，其中中央区包括1、2和8区，侧颈区包括3～7区[11]。Dralle等描述了用于甲状腺髓样癌的分类系统[12]，也可用于PTC。他描述了4个淋巴结区域，该分类是唯一一个将上纵隔区域作为分类的一部分的分类（1a右中央、1b左中央、2右侧、3左侧、4a右上纵隔和4b左上纵隔）。

这些分类系统各有优缺点，可惜它们在很大程度上互不兼容。虽然美国耳鼻咽喉头颈外科学会的系统不一定是甲状腺癌的最佳分类系统，但它是英语国家和欧洲最流行的系统。ATA、欧洲甲状腺学会（European Thyroid Societies）以及英国内分泌和甲状腺外科医师协会（British Association of Endocrine and Thyroid Surgeons）都在使用该系统。这也是作者所在机构使用的系统，本章的其余部分将使用该系统。在这个分类系统中，应特别注意Ⅵ区和Ⅶ区淋巴结，这是PTC转移淋巴结首先侵犯的区域。

8.2.2 手术术语

颈淋巴结清扫术是切除颈部特定区域内淋巴结的过程。在PTC中，Ⅰ区几乎从不转移，因此颈淋巴结清扫术包括中央区（Ⅵ区和Ⅶ区）和侧颈区（Ⅱ～Ⅴ区）。选择性颈淋巴结清扫术（切除淋巴结区并保留未受累的关键解剖结构）是最常见的切除方式，这不同于头颈部恶性肿瘤需要常规清扫Ⅰ区淋巴结。在PTC中，很少需要进行根治性颈淋巴结清扫术（需要同时切除胸锁乳突肌和副神经），但可能会因为T4期伴有包膜外侵犯和包裹颈动脉鞘时切除颈内静脉和迷走神经[14]。

如果患者有手术指征，且在术前或术中确诊淋巴结转移，需要进行治疗性颈淋巴结清扫术。PTC手术需要切除肉眼可见的转移淋巴结，可有效减少局部复发[15]。国际上一致放弃"浆果采摘法"，也就是仅切除单个可疑淋巴结，而非进行正式的颈淋巴结清扫。"浆果采摘法"会导致局部复发率升高[14, 16]以及可能需要再次在手术后区域进行切除[14]。

预防性（或"选择性"）颈淋巴结清扫是指在没有淋巴结受累的临床或影像学证据（cN0）的患者中常规清扫颈淋巴结组织[13]。几十年来，这一直是一个具有争议的话题，目前仍未有定论，美国和欧洲的指南在除了具有高风险因素之外不再建议进行预防性颈淋巴结清扫（表 8.1）[6, 7, 17-19]。淋巴结清扫的技术原理超出了本章的范围，可在有关外科学教科书中查询。

表 8.1 有关预防性中央区淋巴结清扫术（pCND）的国际指南

指南	推荐
美国甲状腺协会（2015 年）[6]	考虑用于 T3/4 期 cN0 PTC 患者、cN1b 患者，或患者信息将用于计划进一步治疗
美国国家综合癌症网络（2022 年）[7]	不建议用于 cN0 PTC 患者
英国甲状腺协会（2014 年）[17]	在没有高风险特征的情况下不建议，若存在高风险特征，建议进行双侧 pCND——建议进行个体化决策
欧洲甲状腺协会（2019 年）[18]	对于 T3/4 期，pCND 可能改善局部控制
日本内分泌外科医师协会（2020 年）[19]	PTC 常规推荐

pCND，预防性中央区淋巴结清扫术；PTC，甲状腺乳头状癌。

8.3 甲状腺乳头状癌淋巴结转移治疗的争议

8.3.1 颈部中央区淋巴结转移术前诊断的困难

甲状腺乳头状癌的淋巴结清扫术旨在降低 LRR 和疾病特异性死亡率。使用高分辨率超声（US）或计算机断层扫描（CT）对侧颈部进行分期可以有效地识别阳性淋巴结，并可进行活检加以确认[15, 20]。目前尚无证据表明需要进行预防性侧颈淋巴结清扫术，而一些国家[19]仍可能在采用这种手术方法，可能因为这些患者未使用放射性碘（radioiodine，RAI）治疗，则更需要进行积极的手术，但这一理由尚未得到证实。

由于甲状腺和气管会遮挡Ⅵ区淋巴结，而胸骨和锁骨会遮挡Ⅶ区淋巴结，因此无法在术前对颈部中央区淋巴结转移进行准确分期。超声对颈部中央区阳性淋巴结的敏感性为 23%~55%，而超声对侧颈淋巴结的检出率为 94%[20, 21]。CT 对颈部中央区淋巴结检出的敏感性为 41%~62%[20-22]，但 CT 对检测小淋巴结转移的价值有限，而且使用碘造影剂可能会延迟术后 RAI 的使用。如果术前分期时有淋巴结转移或在术中发现阳性淋巴结，则根据淋巴结清扫情况决定是否进行治疗性颈淋巴结清扫。淋巴结转移的临床特征包括大小＞1 cm、色泽变暗和触诊时质地坚硬。术中判断淋巴结性质难度较大，并且在术中诊断中央区淋巴结转移时具有较低的敏感性和特异性（分别为 35.7% 和 72.5%）以及较高的假阳性率和假阴性率[22]。

有数据表明，预防性中央区淋巴结清扫术（prophylactic central node dissection，pCND）可以降低术后甲状腺球蛋白水平[23-25]（甲状腺球蛋白是甲状腺疾病复发的监测指标），避免 RAI 治疗或减少 RAI 总剂量从而减少 LRR，在 21 世纪初，医生更倾向于预防性Ⅵ区淋巴结清扫。pCND 的支持者认为，所有 PTC 患者都应进行预防性清扫，因为隐匿性淋巴结转移率高，且可能需要二次手术进行淋巴结清扫。

8.3.2 pCND 对复发的影响

研究表明，颈部中央区较大的转移淋巴结是导致复发的独立危险因素[5, 26, 27]，并可能会降低长期生存率[28-30]。在进行 pCND 后有高达 85% 的患者会出现隐匿性淋巴结转移[3]。理论上来说，对所有 PTC 患者进行 pCND 将确保切除颈部中央区所有的亚临床转移淋巴结，从而更好地控制疾病发展。Barczyński 等研究表明，双侧 pCND 后 LRR 和疾病特异性生存率均显著降低[8]。单纯甲状腺全切除术后 10 年 LRR 为 12.4%，甲状腺全切除术加 pCND 术后 10 年 LRR 为 5.5%（$P=0.003$）。pCND 后 10 年疾病特异性生存率为 98%，比单纯甲状腺全切除术高 5.5%（$P=0.03$）。Popadich 等还发现甲状腺全切除术联合 pCND 后中央区复发率降低（比单纯甲状腺全切除术低 4.6%，$P=0.004$）[25]。然而，这两项研究都是回顾性队列研究，辅助 RAI 率较高，因此很难准确衡量 pCND 对结果的影响。随后的两项大型系统评价和荟萃分析也得出结论：pCND 后中央区淋巴结复发率较低，但降低幅度不大（1.76% ~ 2.3%）[31, 32]。

目前对于微转移的自然演变仍然没有明确的解释，是否有临床获益也存在争议[4, 15]。前瞻性研究缺乏说服力，所以 pCND 的益处可能无法确定。ATA 对 cN0 PTC 中 pCND 的随机对照试验的可行性评估，需要 5840 名患者才能获得足够的统计效力来检测结果的差异[33]。尽管如此，已经明确了 5 项前瞻性随机对照试验[34-38]，在平均 5 年的随访后，没有一项试验显示在有或没有 pCND 的情况下复发率存在差异。对这 5 项研究的系统评价和荟萃分析汇总了 763 名患者[39]，在结构性或生化复发方面没有统计学差异。估计每 1 个复发治疗的人数对应评估人数为 500 人。Nixon 等对 1798 名接受甲状腺全切除术而未接受 CND 的 cN0 患者进行了大规模回顾性分析[40]，1/3 的患者（n=539，30%）T 分期为 T3 或 T4，13.5%（n=240）的患者 N 分期达到 pN1a（没有进行正式的Ⅵ区切除）。几乎一半（41.3%）的患者手术后接受了 RAI。研究结果提示 5 年无复发生存率为 96.6%，疾病特异性死亡率为 0%。只有 12 名患者出现颈中央区复发（<1%），所有患者都通过再次手术得到了适当的治疗。这项研究的中位随访时间相对较短，仅为 46 个月，但尽管时间较短，这表明预防性淋巴结清扫的益处有限。

8.3.3 pCND 对分期和放射性碘治疗的影响

PTC 患者常规接受中央区淋巴结清扫术与单纯甲状腺切除术相比可以提供更多关于分期的信息。中危患者在 pCND 后可根据其淋巴结状态确定 RAI 治疗和准确计算 RAI 的剂量[4]。然而，由于存在隐匿性淋巴结转移，分期较高的患者可能因此接受不必要的 RAI 治疗。Bonnet 等和 Hughes 等都证实了这种说法，他们的研究发现进行 pCND 后，58% 和 29% 的患者接受了 RAI，如没有进行 pCND，这些患者将不会接受 RAI 治疗[41, 42]。也有学者认为，在中危 PTC 患者中接受 pCND 可以识别出 pN0 患者（pN0 患者可以避免 RAI 治疗，并可能减少监测时间和强度[43]），但目前甲状腺球蛋白测定可能不支持这一观点。

由于 cN0 患者微转移发生率高，且微转移与复发之间的关系不确定[15]，因此应该对过度使用 RAI 治疗提高重视，因为 RAI 在低风险患者中的价值仍不明确。Hi-Lo 试验是一项随机非劣效性试验，比较了低剂量（1.1 GBq）与高剂量（3.5 GBq）作为 PTC 的初始 RAI 剂量[44]。研究发现，在平均 6.5 年的随访时间后，低剂量 RAI 治疗后的复发率并没有升高，该研究无法评估长期的复发风险，其中 10% 的低剂量组患者需要重复 RAI 治疗。另一项随机试验［即使用碘或不使用碘（IoN）试验］，旨在确定低风险分化型甲状腺癌患者是否需要 RAI，但结果预计要到 2031 年才能出炉。值得注意的是，淋巴结阳性在分期中的重要性已被重新定义，并且对于年龄在 55 岁以上的患者，阳性淋巴结状态不再是影响甲状腺癌分期的因素（AJCC 分期，第 8 版）[45]。

如果 CND 不会出现任何并发症，那即使 CND 只能给患者带来一点点益处也是值得提倡的。然而可惜的是，pCND 的益处都与该手术可能出现的并发症相抵消了，特别是甲状旁腺功能减退症，这在甲状腺全切除术基础上加淋巴结清扫的患者中更为常见。

8.3.4 手术并发症发生率增加

与单纯甲状腺切除术相比，中央区淋巴结清扫术的解剖范围更广泛，尤其是对喉返神经和甲状旁腺周围组织的解剖。喉返神经麻痹和术后甲状旁腺功能减退症发生率较高，因为术中对这些结构进行了范围更大的操作和切断血管[4]。考虑到进行 pCND 所带来的益处存在争议，了解进行 pCND 是否会带来额外的并发症至关重要。

以手术量为结果导向是内分泌手术的一个重要影响因素，外科医生手术量大和发病率低之间存在明显相关性[2]。Sippel 等最近进行了一项随机对照试验，评估了甲状腺全切除术后的并发症，以 pCND 作为主要结果[35]。他们的研究证明，在经验丰富的医生中，两组在暂时性或永久性甲状旁腺功能减退症或声带麻痹方面没有差异。然而，他们的甲状旁腺功能减退症和喉返神经损伤发生率略高于内分泌外科医生公布的发生率。这可能是由于严格的随访方案和其他系列中的报告不足造成的。

然而，有大量证据表明甲状腺全切除术和 pCND 相关的并发症发生率增加（表 8.2）。这种差异在暂时性甲状旁腺功能减退症中最为常见[8, 24, 32, 35, 46, 47]，有显著统计学差异，许多研究表明这种差异在永久性甲状旁腺功能减退症中也存在[26, 32, 34, 46]。然而这些数据之间的比较存在异质性，因为许多研究并没有区分单侧和双侧 pCND，并且甲状旁腺自体移植的方法也都各不相同。双侧Ⅵ区解剖后甲状旁腺功能减退症的发生率高于单侧[48]。一些研究表明，pCND 后喉返神经暂时性麻痹的发生率明显升高[25, 46, 47]，但这种情况在患者体量大的治疗中心不太常见。

8.4 中央区淋巴结复发的挽救治疗

pCND 的一个重要适应证是避免了在中央区淋巴结的再次手术，因为二次手术比初次手术的并发症发生率更高[23]。然而，越来越多的数据显示，在专业医生的治疗和手术操作下，中央区再次手术变得既有效，又具有与初次手术相当的并发症发生率[49, 50]。乙醇和射频消融也正在成为淋巴结复发的非手术治疗方法。虽然手术仍然是复发 PTC 的一线治疗方法，但消融手术可以在局部麻醉下进行，并发症的发生率极低，特别是对于单个淋巴结转移或不适合再次手术的患者是较好的选择[51]。

表 8.2 甲状腺切除术伴或不伴 pCND 的术后并发症

并发症		甲状腺切除术后并发症发生率		P 值	文献	研究类型	pCND 范围
		单独 (%)	+ pCND (%)				
甲状旁腺功能减退	暂时性	16.3	32.2	<0.001	Kim[46]	RCS	未说明
		17.5	28.7	<0.001	Zhao[32]	MA	混合
		4.1	9.7	0.026	Popadich[25]	RCS	混合
		8.7	18.3	0.017	Lang[24]	RCS	单侧
		14.8	25.8	<0.001	Chen[47]	MA	混合
		13.1	30.4	<0.001	Barczyński[8]	RCS	双侧
	永久性	8.0	19.4	0.02	Viola[34]	RCT	双侧
		1.6	3.6	0.004	Kim	RCS	未说明
		2.3	4.1	0.03	Zhao	MA	混合
		0.45	0.8	0.99	Popadich	RCS	混合
		1.0	2.4	1.0	Lang	RCS	单侧
		1.95	4.1	<0.001	Chen	MA	混合
		0.7	2.2	0.12	Barczyński	RCS	双侧
喉返神经损伤	暂时性	2.6	5.9	0.04	Kim	RCS	未说明
		2.3	0.4	0.05	Popadich	RCS	混合
		0	1.8	0.32	Lang	RCS	单侧
		1.99	3.5	0.006	Chen	MA	混合
		3.2	3.6	0.67	Barczyński	RCS	双侧
	永久性	4.3	8.0	0.3	Viola	RCT	双侧
		0	0.2	1.0	Kim	RCS	未说明
		1.8	0.4	0.12	Popadich	RCS	混合
		0.5	0.6	0.44	Lang	RCS	单侧
		0.75	0.9	0.34	Chen	MA	混合
		1.1	1.3	0.75	Barczyński	RCS	双侧

pCND，预防性中央区淋巴结清扫术；MA，荟萃分析；RCS，回顾性队列研究；RCT，随机对照试验。

8.5 总结

在存在影像学或临床证据有淋巴结转移的情况下，对侧颈部和中央区淋巴结进行清扫是大家普遍接受的观点，但对 PTC 常规进行 pCND 仍然存在争议。大多数 PTC 的预后良好，导致具有足够效力的随机对照试验在资源和成本方面都难以实现。尽管并发症（尤其是甲状旁腺功能减退症）的发生率有所升高，但现有证据仍趋向于甲状腺全切除术联合 pCND 可以降低患者 LRR。是否进行 CND 取决于对个体患者的风险收益评估，根据目前的文献不建议对所有的患者进行 pCND。

（Belinda W. Hii, Fausto F. Palazzo 著　张成瑶 译）

参考文献

1. Miranda-Filho A, Lortet-Tieulent J, Bray F, et al. Thyroid cancer incidence trends by histology in 25 countries: a population-based study. Lancet Diabetes Endocrinol. 2021;9(4):225–34.
2. Wang TS, Sosa JA. Thyroid surgery for differentiated thyroid cancer – recent advances and future directions. Nat Rev Endocrinol. 2018;14(11):670–83.
3. Hughes DT, Rosen JE, Evans DB, et al. Prophylactic central compartment neck dissection in papillary thyroid cancer and effect on locoregional recurrence. Ann Surg Oncol. 2018;25(9):2526–34.
4. Glover AR, Gundara JS, Norlen O, et al. The pros and cons of prophylactic central neck dissection in papillary thyroid carcinoma. Gland Surg. 2013;2(4):196–205.
5. Pereira JA, Jimeno J, Miquel J, et al. Nodal yield, morbidity, and recurrence after central neck dissection for papillary thyroid carcinoma. Surgery. 2005;138(6):1095–100.
6. Haugen BR, Alexander EK, Bible KC, et al. 2015 American Thyroid Association management guidelines for adult patients with thyroid nodules and differentiated thyroid cancer: the American Thyroid Association guidelines task force on thyroid nodules and differentiated thyroid cancer. Thyroid. 2016;26(1):1–133.
7. Haddad RI, Bischoff L, Ball D, et al. Thyroid carcinoma, version 2.2022, NCCN clinical practice guidelines in oncology. J Natl Compr Cancer Netw. 2022;20(8):925–51.
8. Barczyński M, Konturek A, Stopa M, Nowak W. Prophylactic central neck dissection for papillary thyroid cancer. Br J Surg. 2013;100(3):410–8.
9. Robbins KT, Medina JE, Wolfe GT, et al. Standardizing neck dissection terminology. Official report of the Academy's Committee for Head and Neck Surgery and oncology. Arch Otolaryngol Head Neck Surg. 1991;117(6):601–5.
10. The Japanese Society of Thyroid Surgery. General rules for the description of thyroid cancer. 5th ed. Tokyo: Kanehara; 1996.
11. Wittekind C, Greene FL, Henson DE, et al. TNM Supplement. 3rd ed. New York: Wiley-Liss; 2003. p. 25–30.
12. Dralle H, Becker S, Scheumann GFW. Präoperative Diagnostik, Indikation und Technik transsternaler Eingriffe bei benigner und maligner Struma. Schilddruse 1989. 9. Konferenz u ber die menschliche Schilddruse. Homburg/Saar. Borner W (Hrsg.) Walter de Gruyter Berlin. New York; 1991.
13. American Thyroid Association Surgery Working Group, American Association, of Endocrine Surgeons, American Academy of Otolaryngology-Head and Neck Surgery, et al. Consensus statement on the terminology and classification of central neck dissection for thyroid cancer. Thyroid. 2009;19(11):1153–8.
14. Uchino S, Noguchi S, Yamashita H, Watanabe S. Modified radical neck dissection for differentiated thyroid cancer: operative technique. World J Surg. 2004;28(12):1199–203.
15. Randolph GW, Duh QY, Heller KS, et al. The prognostic significance of nodal metastases from papillary thyroid carcinoma can be stratified based on the size and number of metastatic lymph nodes, as well as the presence of extranodal extension. Thyroid. 2012;22(11):1144–52.
16. Palazzo FF, Gosnell J, Savio R, et al. Lymphadenectomy for papillary thyroid cancer: changes in practice over four decades. Eur J Surg Oncol. 2006;32(3):340–4.
17. Perros P, Boelaert K, Colley S, et al. Guidelines for the management of thyroid cancer. Clin Endocrinol. 2014;81(Suppl 1):1–122.
18. Filetti S, Durante C, Hartl D, et al. Thyroid cancer: ESMO clinical practice guidelines for diagnosis, treatment and follow-up. Ann Oncol. 2019;30(12):1856–83.
19. Ito Y, Onoda N, Okamoto T. The revised clinical practice guidelines on the management of thyroid tumors by the Japan associations of endocrine surgeons: Core questions and recommendations for treatments of thyroid cancer. Endocr J. 2020;67(7):669–717.
20. Ahn JE, Lee JH, Yi JS, et al. Diagnostic accuracy of CT and ultrasonography for evaluating metastatic cervical lymph nodes in patients with thyroid cancer. World J Surg. 2008;32(7):1552–8.
21. Kim E, Park JS, Son KR, et al. Preoperative diagnosis of cervical metastatic lymph nodes in papillary thyroid carcinoma: comparison of ultrasound, computed tomography, and combined ultrasound with computed tomography. Thyroid. 2008;18:411–8.
22. Ji YB, Lee DW, Song CM, et al. Accuracy of intraoperative determination of central node metastasis by the surgeon in papillary thyroid carcinoma. Otolaryngol Head Neck Surg. 2014;150(4):542–7.

23. Sywak M, Cornford L, Roach P, et al. Routine ipsilateral level VI lymphadenectomy reduces postoperative thyroglobulin levels in papillary thyroid cancer. Surgery. 2006;140(6):1000–7.
24. Lang BH, Wong KP, Wan KY, Lo CY. Impact of routine unilateral central neck dissection on preablative and postablative stimulated thyroglobulin levels after total thyroidectomy in papillary thyroid carcinoma. Ann Surg Oncol. 2012;19(1):60–7.
25. Popadich A, Levin O, Lee JC, et al. A multicenter cohort study of total thyroidectomy and routine central lymph node dissection for cN0 papillary thyroid cancer. Surgery. 2011;150(6):1048–57.
26. Ito Y, Kudo T, Kobayashi K, et al. Prognostic factors for recurrence of papillary thyroid carcinoma in the lymph nodes, lung, and bone: analysis of 5,768 patients with average 10-year follow-up. World J Surg. 2012;36:1274–8.
27. White ML, Gauger PG, Doherty GM. Central lymph node dissection in differentiated thyroid cancer. World J Surg. 2007;31(5):895–904.
28. Podnos YD, Smith D, Wagman LD, Ellenhorn JD. The implication of lymph node metastasis on survival in patients with well-differentiated thyroid cancer. Am Surg. 2005;71(9):731–4.
29. Adam MA, Pura J, Goffredo P, et al. Presence and number of lymph node metastases are associated with compromised survival for patients younger than age 45 years with papillary thyroid cancer. J Clin Oncol. 2015;33(21):2370–5.
30. Tisell LE, Nilsson B, Mölne J, et al. Improved survival of patients with papillary thyroid cancer after surgical microdissection. World J Surg. 1996;20(7):854–9.
31. Liu H, Li Y, Mao Y. Local lymph node recurrence after central neck dissection in papillary thyroid cancers: a meta analysis. Eur Ann Otorhinolaryngol Head Neck Dis. 2019;136(6):481–7.
32. Zhao W, You L, Hou X, et al. The effect of prophylactic central neck dissection on locoregional recurrence in papillary thyroid cancer after total thyroidectomy: a systematic review and meta-analysis: pCND for the locoregional recurrence of papillary thyroid cancer. Ann Surg Oncol. 2017;24(8):2189–98.
33. Carling T, Carty SE, Ciarleglio MM, et al. American Thyroid Association design and feasibility of a prospective randomized controlled trial of prophylactic central lymph node dissection for papillary thyroid carcinoma. Thyroid. 2012;22(3):237–44.
34. Viola D, Materazzi G, Valerio L, et al. Prophylactic central compartment lymph node dissection in papillary thyroid carcinoma: clinical implications derived from the first prospective randomized controlled single institution study. J Clin Endocrinol Metab. 2015;100(4):1316–24.
35. Sippel RS, Robbins SE, Poehls JL, et al. A randomized controlled clinical trial: no clear benefit to prophylactic central neck dissection in patients with clinically node negative papillary thyroid cancer. Ann Surg. 2020;272(3):496–503.
36. Ahn JH, Kwak JH, Yoon SG, et al. A prospective randomized controlled trial to assess the efficacy and safety of prophylactic central compartment lymph node dissection in papillary thyroid carcinoma. Surgery. 2022;171(1):182–9.
37. Kim BY, Choi N, Kim SW, et al. Randomized trial of prophylactic ipsilateral central lymph node dissection in patients with clinically node negative papillary thyroid microcarcinoma. Eur Arch Otorhinolaryngol. 2020;277(2):569–76.
38. Lee DY, Oh KH, Cho JG, et al. The benefits and risks of prophylactic central neck dissection for papillary thyroid carcinoma: prospective cohort study. Int J Endocrinol. 2015;2015:571480.
39. Sanabria A, Betancourt-Agüero C, Sánchez-Delgado JG, García-Lozano C. Prophylactic central neck lymph node dissection in low-risk thyroid carcinoma patients does not decrease the incidence of locoregional recurrence: a meta-analysis of randomized trials. Ann Surg. 2022;276(1):66–73.
40. Nixon IJ, Wang LY, Ganly I, et al. Outcomes for patients with papillary thyroid cancer who do not undergo prophylactic central neck dissection. Br J Surg. 2016;103(3):218–25.
41. Bonnet S, Hartl D, Leboulleux S, et al. Prophylactic lymph node dissection for papillary thyroid cancer less 2 cm: implications for radioiodine treatment. J Clin Endocrinol Metab. 2009;94:1162–7.
42. Hughes DT, White ML, Miller BS, et al. Influence of prophylactic central lymph node dissection on postoperative thyroglobulin levels and radioiodine treatment in papillary thyroid cancer. Surgery. 2010;148(6):1100–7.
43. Mazzaferri EL, Doherty GM, Steward DL. The pros and cons of prophylactic central compartment lymph node dissection for papillary thyroid carcinoma. Thyroid. 2009;19(7):683–9.
44. Dehbi HM, Mallick U, Wadsley J, et al. Recurrence after low-dose radioiodine ablation and recombinant human thyroid-stimulating hormone for differentiated thyroid cancer (HiLo):

long-term results of an open-label, non-inferiority randomised controlled trial. Lancet Diabetes Endocrinol. 2019;7(1):44–51.
45. Tuttle M, Morris LF, Haugen B, et al. Thyroid-differentiated and anaplastic carcinoma (Chapter 73). In: Amin MB, Edge SB, Greene F, et al., editors. AJCC cancer staging manual. 8th ed. New York City: Springer International Publishing; 2017.
46. Kim SK, Woo JW, Lee JH, et al. Prophylactic central neck dissection might not be necessary in papillary thyroid carcinoma: analysis of 11,569 cases from a single institution. J Am Coll Surg. 2016;222(5):853–64.
47. Chen L, Wu YH, Lee CH, et al. Prophylactic central neck dissection for papillary thyroid carcinoma with clinically uninvolved central neck lymph nodes: a systematic review and meta-analysis. World J Surg. 2018;42(9):2846–57.
48. Yan S, Yu J, Zhao W, et al. Prophylactic bilateral central neck dissection should be evaluated based on prospective randomized study of 581 PTC patients. BMC Endocr Disord. 2022;22(1):5.
49. Lang BH, Lee GC, Ng CP, et al. Evaluating the morbidity and efficacy of reoperative surgery in the central compartment for persistent/recurrent papillary thyroid carcinoma. World J Surg. 2013;37(12):2853–9.
50. Onuma AE, Beal EW, Nabhan F, et al. Long-term efficacy of lymph node reoperation for persistent papillary thyroid cancer: 13-year follow-up. Ann Surg Oncol. 2019;26(6):1737–43.
51. Suh CH, Baek JH, Choi YJ, Lee JH. Efficacy and safety of radiofrequency and ethanol ablation for treating locally recurrent thyroid cancer: a systematic review and meta-analysis. Thyroid. 2016;26(3):420–8.

第 9 章 机器人辅助经腋窝甲状腺切除术

9.1 引言

甲状腺手术是全球范围内外科领域最常见的手术类型之一，随着颈部超声检查和细针穿刺活检（fine-needle aspiration biopsy，FNAB）的普及以及其他环境因素的影响，其使用频率呈指数级增长。

19 世纪末，Theodore Kocher 率先提出了传统的开放甲状腺切除术，这一方法至今仍被视为甲状腺疾病治疗的经典术式。因其卓越的手术效果及较低的并发症发生率、死亡率，确保了该术式在过去近一个世纪内稳固地占据着甲状腺外科治疗领域的核心地位。然而，其术后颈前方遗留的瘢痕却困扰着许多年轻女性患者，以及具有瘢痕体质或瘢痕史、对术后外观变化高度敏感的患者群体[1]。

随着患者对美容需求的日益增长，近十年来，甲状腺外科领域涌现了一系列远程入路甲状腺切除手术方式，包括锁骨下入路、腋窝入路、耳后入路以及双侧腋窝-乳房入路等多种方式。

这些前沿技术致力于为患者提供更好的美容效果，以响应不同地域及文化背景下患者日益增长的个性化需求。在最初阶段，这些技术因操作复杂性、对肿瘤安全性的担忧、成本考量以及新发并发症等问题而面临诸多质疑和挑战，但随着持续的技术革新及丰富的临床实践积累，这些远程入路手术方式已经在内分泌外科领域崭露头角，并逐渐获得了医生和患者的广泛赞誉与信赖[1]。

9.1.1 背景

在 2001 年 11 月，韩国首尔延世大学医学院率先提出无充气腋窝入路腔镜甲状腺切除术，旨在满足患者对于颈部无痕的美容需求[2]。然而，随着该技术在临床实践的深入推广，其内在局限性逐渐显现，包括二维视野的视觉限制、器械操作的繁琐性、手术视野的受限以及支点效应所带来的不便。为了克服腔镜手术的这些限制，机器人手术的引入被视为甲状腺外科领域的一次革命性飞跃。这些尖端机器人系统不仅提供高度放大、三维立体且清晰度高的手术视野，而且其内置的震颤过滤系统以及拥有 7 个自由度的多关节臂内腕技术，实现了手术操作的极致灵活且精确。更为重要的是，机器人手臂与摄像系统间的物理隔离设计显著减少了潜在的相互干扰，促进了手术精准度的飞跃性提升与手术安全性的全面增强[3]。

Chung 及其团队积极倡导的机器人辅助经腋窝甲状腺切除术（robot-assisted transaxillary thyroidectomy，RATT），自 2018 年起，凭借数千例成功案例的累积，在远东地区迅速获得了医学界的广泛认可与临床应用的普及，而相比之下，其在欧洲与美国的传播速度则相对缓慢[4]。这一现象背后，可能深植于亚洲文化中对颈部水平瘢痕所赋予的负面象征，这一文化因素或成为加速 RATT 在该地区推广的重要驱动力。然而，由于欧美患者普遍较高的体重指数（body mass index，BMI）及独特的体型特征，加之甲状腺肿大程度及肿瘤直径的增大趋势，以及高昂的手术成本和技术的高度专业性和复杂性，RATT 的推广进程面临诸多挑战。尽管 RATT 在手术技术层面展现出的卓越可行性、高度的安全性以及患者群体普遍较高的满意度，但在西方国家，RATT 目前主要被应用于大型医疗中心，针对具有特定病理特征的患者群体进行精准治疗[5]。

9.1.2 适应证和禁忌证

RATT 的适应证依据不同医疗机构的临床实践而有所差异，然而，当前该技术已普遍纳入多种良性甲状腺病变及分化良好、低度恶性潜能甲状腺癌的治疗范畴之中。在行 RATT 前，一个全面而细致的术前评估体系显得尤为重要，该体系需深度剖析甲状腺病灶的病理学特征以及患者的个体解剖学与生理学特点，这些因素可能直接影响机器人手术的可行性和最终效果。此外，鉴于手术体位对于手术顺利进行有关键作用，术前还需特别关注影响患者颈部或上肢活动度的潜在因素。

根据临床指南，RATT 被推荐作为治疗选择，尤其适用于甲状腺结节边界较清晰、直径小于 3 cm，且甲状腺最大横径不超过 5~6 cm 的患者群体[6]。此外，指南明确指出了多项手术禁忌证，包括但不限于既往颈部或乳腺手术史、颈部放射治疗史、心脏起搏器植入状态、肩关节炎、肩部手术史以及胸骨后甲状腺肿。在 RATT 技术发展的初期阶段，严重的甲状腺炎及 Graves 病通常被视为手术的相对禁忌证，但由于医疗技术的持续革新与临床医生经验的不断积累，RATT 的适应证范围正逐步扩大，部分医疗机构已成功探索并实践了将此技术应用于更为复杂、挑战性的病例中[4]。对于初涉 RATT 领域的医师而言，理想的患者通常为年轻女性，这类患者往往具有甲状腺腺体相对较小、无活动性甲状腺炎、体型偏瘦（BMI＜30 kg/m²）、颈部较长等特征，且计划接受甲状腺腺叶切除术。

9.1.3 手术器械

在手术过程中，达芬奇 S、Si 或 Xi 系统（Intuitive Surgical Inc., Sunnyvale, CA, USA）与 30° 内窥镜、5 mm 马里兰解剖钳（Intuitive Surgical Inc., Sunnyvale, CA, USA）以及 5 mm 超声刀（Intuitive Surgical Inc., Sunnyvale, CA, USA）协同应用。通过巧妙设计的腋下微创切口路径，外科医生能够精确无误地置入两个 5 mm 套管针以及一个 12 mm 套管针。在手术过程中，一助借助 5 mm 腹腔镜专用的吸引与冲洗装置，牵拉并暴露出如胸锁乳突肌（sternocleidomastoid muscle，SCM）或气管等关键结构，确保手术流程的顺畅与安全。此外，部分医疗前沿机构还额外引入了配备 8 mm ProGrasp 抓钳的机器臂（Intuitive Surgical Inc., Sunnyvale, CA, USA）。

9.2 手术技术

9.2.1 患者体位

腋窝入路的选择基于拟行切除的甲状腺腺叶侧或甲状腺全切除术时最大结节所在侧。手术全程在严格的全麻气管插管条件下执行。患者取仰卧位，颈部稍后仰，手术侧上肢移至上方伸展并屈曲肘部，手腕轻置于前额处，此体位即为经典的 Ikeda 改良版[8]。术侧上肢需妥善垫高并稳妥固定，术前应反复核查体位摆放情况，严格避免任何可能诱发臂丛神经损伤的极端或不当姿势。此外，静脉通道的建立应选择在对侧上肢，并紧贴患者身体。

9.2.2 远程入路：腋窝至甲状腺

以腋窝后缘为界，做一长 5~6 cm 的切口，该切口与腋窝的自然皱襞走行一致。我们的技术团队深受韩国外科技术的启发，通过直视下的精细操作，成功构建了一个清晰且易于操作的手术空间。而其他团队利用配备 30° 视角的内窥镜器械，在内镜辅助下完成这一关键步骤[9]。

手术过程中，我们运用单极手术刀分离皮下脂肪组织，利用照明牵引装置将皮下脂肪层牵拉并固定于胸大肌筋膜上方，为手术创造一个明亮开阔的视野。在分离过程中，我们动态调整牵引器的位置。越过锁骨后，深入锁骨下平面进行解剖，直至胸锁乳突肌的胸骨头与锁骨头显现，沿胸锁乳突肌（sternocleidomastoid muscle, SCM）两个头之间的无血管平面进行逐层分离（图 9.1）。

在行甲状腺手术时，需严格避免对皮肤的灼伤及对主要血管的损伤。手术过程中识别并缓慢分离颈阔肌，暴露甲状腺腺叶。若计划行双侧甲状腺切除术，则解剖分离需超过颈阔肌中线以外。完成上述步骤后，随即置入一种特制的自稳定式机器人辅助甲状腺切除手术牵引装置，此装置旨在维持特定的手术空间[7]。牵引器固定在手术床对侧，位于 SCM

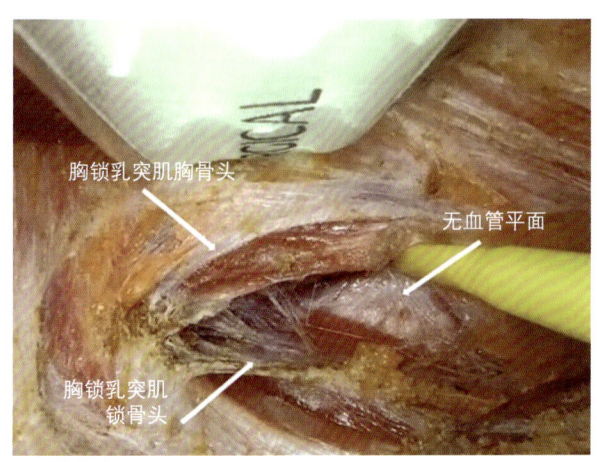

图 9.1 打开胸锁乳突肌（SCM）两个头之间的无血管平面

与带状肌和胸骨的连接点下方，跨越中线，以稳定工作空间，有效减少了手术空间的移动。该牵引系统还集成了负压吸引功能，通过连接专用负压吸引管，能够即时、高效地清除手术过程中产生的烟雾[10]。

9.2.3 对接

在 RATT 的执行过程中，机器从手术台的对侧进行对接。为了保证清晰的手术视野与精准的操作，我们选取马里兰解剖钳与超声刀作为核心手术器械，并配备了高清 30° 摄像头。为了进一步优化手术切口的设计，我们采取折叠第四个机械臂，此举旨在缩短切口长度，并最大限度地减少手术器械对手术区域的非必要干扰。值得注意的是，尽管我们采用了这一优化方案，但其他医疗机构在实施 RATT 时，可能会根据具体情况选择使用带有 ProGrasp 钳子的附加机械臂。我们选择将摄像头以向上方向插入切口中心，这一独特视角为术者提供了最佳的观察角度。在此基础上，马里兰解剖钳被安置于切口后缘，而超声刀则位于前缘，两者在空间布局上保持最大距离，确保器械在向上方向插入时能够顺畅无阻[10]。

9.2.4 手术过程：甲状腺切除术

在行 RATT 时，我们严格遵循开放性甲状腺切除术的标准流程。首先，用马里兰解剖钳牵拉甲状腺腺叶上极向内侧下方，辨别上极血管，随后用超声刀在甲状腺腺叶毗邻处仔细分离，注意保护喉上神经外支。若手术空间受限，适时切开甲状腺峡部。喉返神经（RLN）以及同侧甲状旁腺需在术中仔细辨别（图 9.2）。在 RATT 过程中，超声刀被用于逐步游离甲状腺上动脉（一助可辅以内镜夹进行辅助固定），随后自下而上、紧贴气管表面仔细分离 RLN，直至其进入喉入口，沿气管表面切下甲状腺腺叶，并通过内套袋将其取出，以避免肿瘤播散。在双侧甲状腺切除术中，对侧腺叶遵循相同原则。在此过程中，我们沿带状肌游离甲状腺腺叶，用超声刀分离腺叶上极。一旦甲状腺腺叶获得充分游离并活动度良好，便用马里兰解剖钳将其向上牵引，以最大化暴露并保护下方重要的组织结

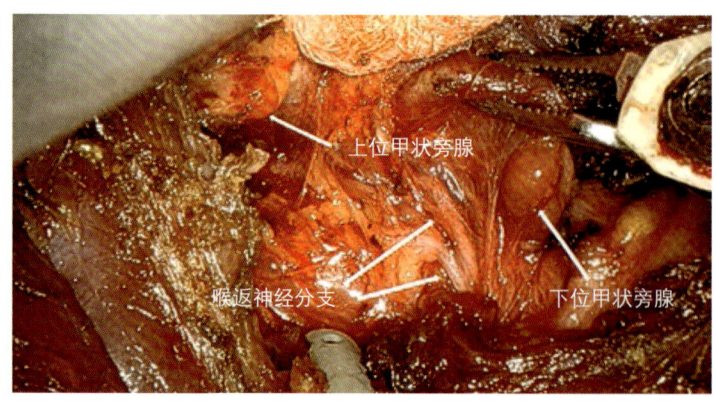

图 9.2　喉返神经和甲状旁腺的识别

构。值得注意的是，识别对侧 RLN 及甲状旁腺相较于同侧而言，技术要求更高且挑战性更大，这要求主刀医生具备丰富的甲状腺外科手术经验、深厚的解剖学知识以及高超的手术技巧。为避免损伤，一助会运用腹腔镜吸引装置对气管加以适当牵引，以充分暴露对侧 RLN，并逐渐向上分离（图 9.3）。最后，切除的甲状腺腺叶通过内套袋被完整、安全地移出体外[7]。

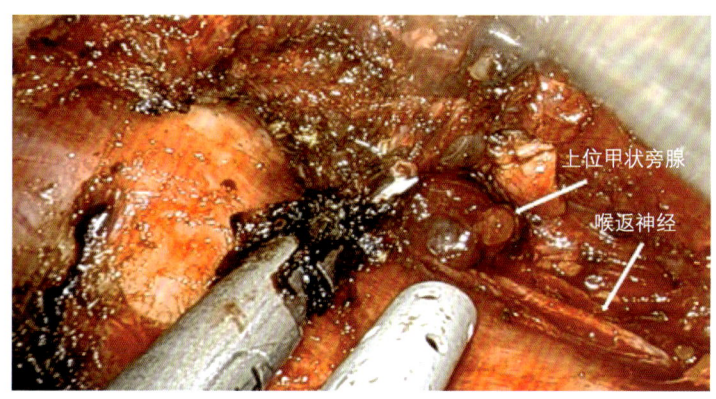

图 9.3　识别对侧喉返神经和上位甲状旁腺

9.3　争议

9.3.1　肿瘤学安全性和有效性

在严格遵循既定标准的前提下，RATT 已被广泛验证为分化型甲状腺癌治疗中的一项安全且有效的技术。多篇综述及荟萃分析结果一致表明，RATT 在肿瘤学层面的疗效与传统开放甲状腺切除术相比，在手术彻底性和术后复发率上展现出高度的等效性[11-12]。

Lee 等对拟行双侧甲状腺切除术联合中央区淋巴结清扫术的患者群体，开展了一项深入而严谨的 RATT 安全性与疗效评估研究。其研究成果显著，揭示出 RATT 在多个核心评估维度上均达到了与开放手术相当的效果，包括淋巴结清扫数量、刺激甲状腺球蛋白水平以及腺体切除成功率。在长期随访方面，通过超声对两组患者进行持续监测，均未发现异常回声或可疑复发灶[13]。更为重要的是，Lee 等还对 RATT 患者的长期随访数据进行了详尽分析，结果显示在血清甲状腺球蛋白水平、抗甲状腺球蛋白抗体水平、局部复发率以及无病生存期等关键预后指标上，两组之间均未发现统计学上的显著差异[14]。

随着临床实践的深入与经验的不断积累，RATT 的适用范围正逐步拓宽。近期，Kim 等基于其在 500 例患者中的临床实践，详细分享了 RATT 结合侧颈淋巴结清扫术的成功经验[15]。在甲状腺癌的初次治疗范畴中，该技术成功应用于 476 例患者；而在 24 例甲状腺癌复发的患者中，侧颈淋巴结清扫术也取得了显著效果。值得注意的是，侧颈淋巴结清扫术作为一项复杂的手术，在具备充足手术量、熟练掌握机器人手术技术及拥有丰富内分泌外科经验的医疗机构中，RATT 结合侧颈淋巴结清扫术能够成为治疗甲状腺癌复发患者的有效手段。

9.3.2 相关并发症

在引入新技术之际，确保手术操作的安全性、有效性以及追求最佳的临床治疗效果，同时最大限度地减少手术并发症，始终是外科医生的首要职责与使命。针对机器人辅助甲状腺手术与传统开放甲状腺手术在并发症控制方面，现有荟萃分析提供了强有力的证据支持，两者在喉返神经麻痹、术后低钙血症及出血等关键并发症的发生率上，表现出高度的统计学一致性[12, 16]。机器人系统凭借其独特的 3D 可视化技术和精细的操控能力，显著提升了在术中对重要结构的保护能力。

达芬奇机器人系统（Intuitive Surgical Inc., Sunnyvale, CA, USA）集成了前沿 Firefly 技术（Novadaq Technologies Inc., Mississauga, ON, CAN），这一技术利用吲哚菁绿（indocyanine green, ICG）作为荧光染料，通过其独特的荧光成像能力，在 RATT 中显著增强了甲状旁腺的术中可视化效果，帮助外科医生在解剖完成后即时评估其血运状况（图 9.4）[17]。在 RATT 过程中，术中神经监测技术的应用，通过间歇性或连续性的电生理监测，有效评估 RLN 的功能完整性（图 9.5）。

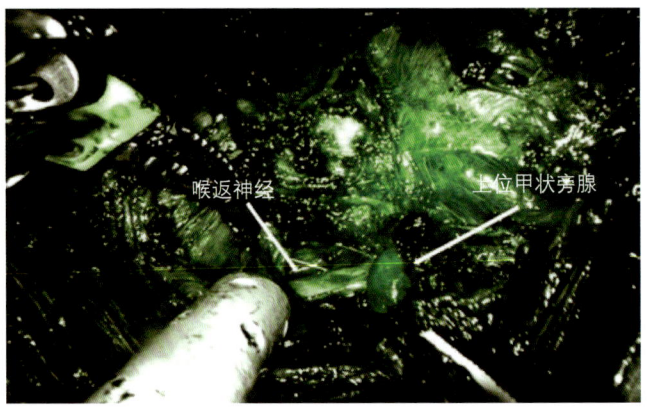

图 9.4 识别带吲哚菁绿荧光标记的上位甲状旁腺，并显示喉返神经

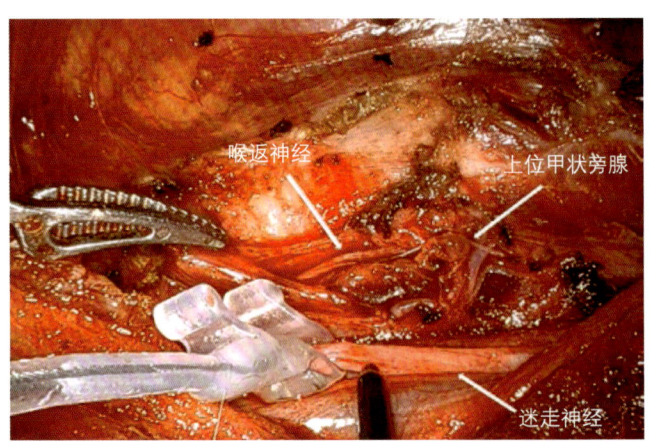

图 9.5 在 RATT 术中持续进行术中神经监测

超声刀在甲状腺手术中的止血效能表现卓越，其止血效率可媲美传统开放甲状腺切除术。手术路径中所构建的空间使得血液能顺利引流至胸前区的大片皮下间隙，显著降低了因出血导致的气道受压风险。然而，在使用超声刀过程中，外科医生必须保持高度警惕，精确控制活动刀片的移动轨迹与力度，以防止能量意外损伤周围关键解剖结构，如喉返神经（RLN）、甲状旁腺及气管等。

在RATT的初期阶段，由于患者手术体位和手术路径相关的并发症，曾一度成为该技术在西方医学界广泛推广的障碍。这些并发症包括但不限于臂丛神经麻痹、术中肿瘤种植性转移、血肿形成、大血管损伤，以及皮瓣穿孔等情况。臂丛神经的损伤，其发生机制常与术中手臂被过度外展有关，且此并发症的发作高峰常在手术初始的20~40分钟之内[18]。为有效预防此类神经损伤，外科医生需严格遵循标准化的手术操作流程，确保肩部外展在安全范围内。此外，利用先进的神经监测技术，如体感诱发电位（Biotronic, Ann Arbor, MI），对桡神经、正中神经及尺神经进行实时监测，能够显著降低神经受损的风险[19]。术中肿瘤种植转移，作为一种潜在并发症，推测其成因可能是内镜器械在术中反复操作导致肿瘤细胞意外脱落并播散，为减少此类风险，术中应常规使用内套袋收集并处理切除标本。至于皮瓣穿孔和血肿形成则与手术路径的选择和操作技巧密切相关。尽管这些并发症相对罕见，但仍时有发生。

综上所述，尽管RATT伴随着技术革新而出现了新型并发症的潜在风险，但这些风险在实际情况中非常罕见，且在经验丰富的外科医师的精准操作下，完全可以将之控制在可接受的范围内。因此，RATT作为一种先进的手术技术，其安全性与可靠性已得到广泛验证与认可。然而，为确保患者安全无虞，外科医生仍需时刻保持警惕，对可能出现的并发症有清晰的认识，并掌握有效的预防策略[18]。

9.4 总结

在筛选符合适应证的病例中，RATT无论是在西方医学体系内还是全球范围内，均展现出了其卓越的可行性与安全性。其独特优势不仅体现在有效避免颈部瘢痕形成，显著提升患者术后的美容满意度，更在于其能够减轻患者术后的颈部不适感，并优化手术操作的人体工程学设计。就并发症而言，相较于传统开放甲状腺手术，由手术技术本身直接导致的并发症发生率极低。在甲状腺癌的治疗领域内，RATT已确立其作为安全有效的治疗手段之一，其治疗效果与传统开放甲状腺切除术相当。此外，机器人辅助侧颈清扫术也取得了令人振奋的初步成果。然而，为确保RATT的成功实施，我们强烈建议在手术量大、具备高度专业化机器人技术及内分泌外科经验的医疗机构中开展此类手术，并严格遵循患者的入选标准。

（Gabriele Materazzi, Leonardo Rossi 著　郑传铭 译）

参考文献

1. Rossi L, Materazzi G, Bakkar S, Miccoli P. Recent trends in surgical approach to thyroid cancer. Front Endocrinol (Lausanne). 2021;12:699805.
2. Kang SW, Jeong JJ, Yun JS, et al. Gasless endoscopic thyroidectomy using trans-axillary approach; surgical outcome of 581 patients. Endocr J. 2009;56(3):361–9.
3. Moorthy K, Munz Y, Dosis A, et al. Dexterity enhancement with robotic surgery. Surg Endosc. 2004;18(5):790–5.
4. Kim MJ, Nam KH, Lee SG, et al. Yonsei experience of 5000 gasless transaxillary robotic thyroidectomies. World J Surg. 2018;42(2):393–401.
5. Aidan P, Arora A, Lorincz B, et al. Robotic thyroid surgery: current perspectives and future considerations. ORL J Otorhinolaryngol Relat Spec. 2018;80(3–4):186–94.
6. Berber E, Bernet V, Fahey TJ 3rd, et al. American Thyroid Association statement on remote-access thyroid surgery. Thyroid. 2016;26(3):331–7.
7. Fregoli L, Rossi L, Papini P, Materazzi G. Robotic transaxillary thyroidectomy: state of the art. Gland Surg. 2020;9(Suppl 1):S61–4.
8. Ikeda Y, Takami H, Niimi M, et al. Endoscopic thyroidectomy and parathyroidectomy by the axillary approach. A preliminary report. Surg Endosc. 2002;16(1):92–5.
9. Piccoli M, Mullineris B, Gozzo D, et al. Evolution strategies in transaxillary robotic thyroidectomy: considerations on the first 449 cases performed. J Laparoendosc Adv Surg Tech A. 2019;29(4):433–40.
10. Alzahrani HA, Mohsin K, Ali DB, et al. Gasless trans-axillary robotic thyroidectomy: the technique and evidence. Gland Surg. 2017;6(3):236–42.
11. Wang YC, Liu K, Xiong JJ, Zhu JQ. Robotic thyroidectomy versus conventional open thyroidectomy for differentiated thyroid cancer: meta-analysis. J Laryngol Otol. 2015;129(6):558–67.
12. Pan JH, Zhou H, Zhao XX, et al. Robotic thyroidectomy versus conventional open thyroidectomy for thyroid cancer: a systematic review and meta-analysis. Surg Endosc. 2017;31(10):3985–4001.
13. Lee S, Lee CR, Lee SC, et al. Surgical completeness of robotic thyroidectomy: a prospective comparison with conventional open thyroidectomy in papillary thyroid carcinoma patients. Surg Endosc. 2014;28(4):1068–75.
14. Lee SG, Lee J, Kim MJ, et al. Long-term oncologic outcome of robotic versus open total thyroidectomy in PTC: a case-matched retrospective study. Surg Endosc. 2016;30(8):3474–9.
15. Kim JK, Lee CR, Kang SW, et al. Robotic transaxillary lateral neck dissection for thyroid cancer: learning experience from 500 cases. Surg Endosc. 2022;36(4):2436–44.
16. Shen H, Shan C, Qiu M. Systematic review and meta-analysis of transaxillary robotic thyroidectomy versus open thyroidectomy. Surg Laparosc Endosc Percutan Tech. 2014;24(3):199–206.
17. Muraveika L, Kose E, Berber E. Near-infrared fluorescence in robotic thyroidectomy. Gland Surg. 2020;9(Suppl 2):S147–52.
18. Rossi L, Buoni V, Fregoli L, et al. Postsurgical complications after robot-assisted transaxillary thyroidectomy: critical analysis of a large cohort of European patients. Updat Surg. 2022;74(2):511–7.
19. Davis SF, Abdel Khalek M, Giles J, et al. Detection and prevention of impending brachial plexus injury secondary to arm positioning using ulnar nerve somatosensory evoked potentials during transaxillary approach for thyroid lobectomy. Am J Electroneurodiagnostic Technol. 2011;51(4):274–9.

第10章 机器人双侧腋乳入路甲状腺切除术

10.1 背景

双侧腋乳入路（bilateral axillo-breast approach，BABA）是目前腔镜甲状腺切除术较为流行的术式之一[1]。自1996年首例腔镜甲状旁腺切除术以来[2]，去除颈部瘢痕的美观需求促使微创甲状腺切除术迅速发展[3,4]。目前有两种主流的腔镜甲状腺切除术式[2]，其中一种是缩短切口的长度使颈部瘢痕看起来不那么明显，主要包括了由Miccoli开创并流行至今的微创腔镜辅助甲状腺切除术以及经侧切口入路、侧小切口入路或耳后入路的腔镜甲状腺切除术[2]；另一种是通过颈外切口行腔镜甲状腺切除术避免颈部瘢痕，主要包括了经腋窝入路[5]、经腋窝乳晕入路、经前胸乳入路、双乳入路和经口入路腔镜甲状腺切除术。2007年，Choe等[7]首次开展了BABA甲状腺切除术，Shimazu等认为这是对经腋窝双侧乳晕入路的改进[6]。BABA腔镜甲状腺切除术（BABA endoscopic thyroidectomy，BABA-ET）初期的实践取得了令人满意的美容效果，但是也伴随着许多技术挑战和安全问题：在狭窄的空间使用刚性器械和二维的镜头增加了手术难度，而且比传统的手术需要更长的学习曲线[8]。因此，BABA-ET仅适用于一小部分患者[3,4]。随着达芬奇机器人系统（Intuitive Surgical, Inc., Sunnyvale, CA, USA）的引入，其减少手部震颤、多关节柔性活动、精细运动缩放和三维放大技术的优势克服了BABA-ET技术上的缺点，因而BABA机器人辅助下甲状腺切除术（BABA robotic thyroidectomy，BABA-RT）的适应证在BABA-ET上有所增加[9]。

10.2 适应证与患者筛选

大量证据证明，BABA-RT可以安全、有效地应用于甲状腺良恶性疾病的治疗[9-11]。
目前BABA-RT的适应证如下：
- 直径＜4 cm、低危分化型甲状腺癌
- 未侵犯或轻微侵犯甲状腺前被膜或带状肌[11]
- 良性甲状腺结节或直径＜8 cm的滤泡性甲状腺瘤
- Graves病（推荐体积＜100 ml）
- 怀疑侧颈Ⅱa、Ⅲ、Ⅳ、Ⅴb区有淋巴结转移（改良根治性颈淋巴结清扫可以通过BABA-RT顺利完成）[11]

BABA-RT的绝对禁忌证包括巨大的胸骨后甲状腺肿、高复发风险的甲状腺恶性肿瘤

（如髓样癌、未分化癌或低分化癌）、存在远处转移、甲状腺癌向外侵犯到喉部、气管、食管或喉返神经（RLN）以及有颈胸部放疗史。

BABA-ET 的相对禁忌证如下：
- 直径>8 cm 的甲状腺结节
- 甲状腺恶性肿瘤位于 Berry 韧带和 RLN 后方（不能预测累及 RLN 的风险）
- 乳腺恶性肿瘤

BABA 在皮下解剖建腔时不涉及乳腺实质，因此既往有乳房手术史（改良根治乳房切除术、保乳手术或隆胸手术）并不是禁忌。既往甲状腺、甲状旁腺或颈椎手术史也非禁忌。

应该依据甲状腺病理类型和患者因素仔细筛选适合做 BABA-RT 的患者[1, 12]，虽然 BABA-RT 对患者没有年龄限制，但<70 岁为最佳[13]。尽管男性已经成为预测困难手术的独立危险因素[14]，但是 BABA-RT 能够在不同性别中安全开展。肥胖通常是 BABA-RT 的相对禁忌证[15]。

10.3 手术步骤

BABA-RT 采用甲状腺中线入路，呈现甲状腺两侧腺叶的三维对称视图，以最佳视野观察重要结构解剖，为器械之间提供更大的操作角度，防止器械拥挤或互相干扰。BABA 的甲状腺游离与开放式甲状腺切除术类似，术者对手术步骤应较为熟悉。BABA-RT 的学习曲线大概需要 40 例左右[16]。

使用达芬奇 S、Si 或 Xi（Intuitive，美国）机器人系统，带有以下 EndoWrist 器械（内腕式手术器械）：抓取器（马里兰双极和尖嘴抓钳）和电钩。患者仰卧在手术台上，腋窝略微打开以便于做手术切口，在患者的肩下放置枕头，使颈部仰伸。充分暴露手术野，包括患者颈部和胸部，并用无菌单覆盖。达芬奇 S、Si 系统的机器人放置在患者肩上位置，而达芬奇 Xi 系统可以放置在患者的两侧。呼吸机通常放置在患者的足端或右侧。沿着胸前和颈部的标志物绘制手术标记线：中线、甲状软骨、环状软骨、胸锁乳突肌前缘、锁骨、胸骨上切迹、4 个切口、从切口位置到颈部的轨迹线和手术区域（图 10.1）[4]。

将肾上腺素混合生理盐水（1：20 万）注入颈前胸颈阔肌下的术区，在颈阔肌下层形成生理盐水充斥区域，可减少皮瓣出血，使解剖分离更容易。

于双侧腋窝分别做 8 mm 切口，用直纹钳和血管隧道剥离器钝性剥离，将皮瓣抬起。然后，于切口处置入套管，两个套管在中间相接。通过左腋窝口充入压力为 6 mmHg 的二氧化碳，此压力可以避免早期二氧化碳分压>10 mmHg 出现的高碳酸血症、心动过速、呼吸性酸中毒、皮下气肿和空气栓塞等问题[17]。

从胸前 1 区开始，使用超声刀进行锐性分离。切开后，在双侧乳晕的上内侧缘分别做切口，将皮瓣延伸到 2 区，上至环状软骨（见图 10.1）。

在达芬奇 S 和 Si 系统中，机器人柱与右乳房的摄像头套管对齐，而达芬奇 Xi 系统则放置在中间。机械臂与每个 8 mm 的套管对接，摄像头通过 12 mm 的右乳房套管插入。通过左侧乳房口插入单极电刀或超声刀。通过两个腋口插入抓钳，并进一步剥离皮瓣。

沿带状肌之间的中线从胸骨上切迹到甲状软骨分离，显露甲状腺和气管。为了帮助寻找中线，可在助手触诊甲状软骨时使用电刀标记中线。在分离中线后，使用超声刀离断峡

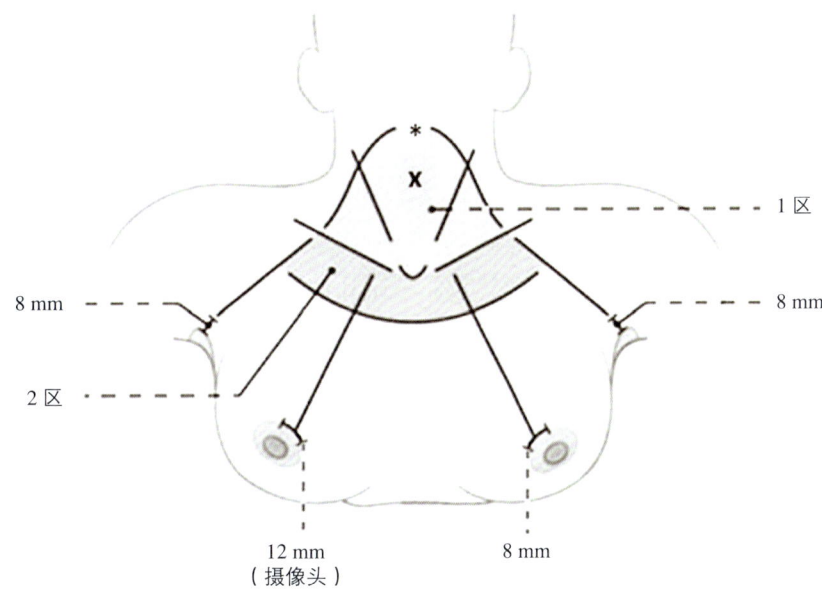

图10.1　手术标记线和切口位置。解剖建腔应从2区开始，至1区。*，甲状软骨；X，环状软骨（Modified from Choi et al. [4] with permission of Springer Nature）

部，这样更有助于往回牵引甲状腺。

用抓钳将甲状腺向内侧和右侧拉，用分离钳向外侧剥离右侧带状肌，使其与甲状腺包膜彻底分离，并向下游离至颈总动脉。通过操作第三和第四机械臂，逐渐拉动和切换它们的相互位置，可以有效地牵拉甲状腺腺叶。

在解剖下极时，探查并确定RLN后，先用双极电刀或超声刀凝闭大血管，如甲状腺下静脉和甲状腺最下动脉。侧方解剖完成后，可见甲状腺下动脉和下甲状旁腺。

RLN位于颈总动脉和气管之间（气管食管沟）。一旦肉眼识别确定，可以使用神经监测仪确认RLN。应小心保护位于腺体下极周围、RLN上方的下甲状旁腺。

继续向上分离至靠近环咽肌下的RLN入喉点。从甲状腺下动脉至喉部，RLN可能分为数支。Berry韧带是最常见的神经损伤部位，可使用棉球来保护神经免受热损伤和机械损伤。

用分离钳向外侧牵拉上1/3的带状肌，使用超声刀离断上极的血管。在这里，建议采用前内侧入路以避免损伤喉上神经。由于上甲状旁腺通常位于RLN下方，须小心解剖以避免损伤上甲状旁腺。

甲状腺腺叶切除术完成后，使用标本袋将标本从左腋窝切口取出。若左侧腋窝切口宽度不足以取出标本，可沿腋窝褶皱向后方延伸。

仔细止血后，连续缝合带状肌。必要时可以通过右侧或左侧腋窝切口置入Jackson-Pratt引流管。

用可吸收缝线缝合并包扎皮肤切口。前胸使用机器人文胸（robo-bra）以减少皮下气肿和术后出血的发生并减轻疼痛。

10.4 疗效与费用

机器人甲状腺切除术的主要目的是提高患者对美容效果的满意度。BABA-RT 的美容满意度持续高于开放甲状腺切除术（OT）[15,17-19]。

在文献中，BABA-RT 的手术时间是 OT 的 1.3~2.4 倍[16,18,20-22]，可能导致医疗费用增加。在远程操作机器人行甲状腺切除术中皮瓣剥离步骤时间可控，皮瓣剥离和机器人对接所需的时间随着手术团队的经验增加而逐渐减少[16,20]。

对术后疼痛的调查研究表明，BABA-RT 对患者造成的疼痛与 OT 相似或更少[19,21,23]。前瞻性观察性研究表明，约 40% 的患者在 BABA-RT 后经历了一过性前胸感觉异常，并在 3 个月内恢复正常[24]。

BABA-RT 和 OT 的引流量[25,26]和住院时间（平均 3~5 天）[11,18,20,21,23,25,27] 相似。

BABA-RT 和 OT 在短暂性和永久性 RLN 损伤发生率方面没有显著差异[11,18-23,25,27,28]。

在大多数 BABA-RT 的研究中，甲状旁腺功能低下的定义是低钙症状和低甲状旁腺激素水平（<15 pg/dl），当症状持续 6 个月以上时，定义为永久性甲状旁腺功能低下[19,23,29]。BABA-RT 和 OT 的永久性甲状旁腺功能低下发生率相当[11,18,19,21-23,25,27-30]。

据报道，BABA-RT 术后出血和血肿的发生率为 0%~0.9%，与 OT 相比无显著差异[11,18-23,25,27,29]。

目前的证据表明，在手术切除的完全性方面，BABA-RT 与 OT 相当[28]。尽管文献中关于 BABA-RT 与 OT 两种术式在淋巴结清扫范围方面结果不一[19]，BABA-RT 行中央区颈淋巴结清扫术时仍可保证规范的清扫范围，即清扫至颈总动脉和无名动脉远端。BABA-RT 和 OT 之间，刺激性甲状腺球蛋白的绝对水平无显著差异[20,22,23,25,27-29]；在放射性碘（RAI）治疗后的全身扫描摄取量、RAI 疗程数以及 RAI 剂量方面没有差异[28]。

关于 BABA-RT 术后局部复发和疾病特异性生存期的证据有限。在一项比较 BABA-RT 和 OT 治疗 2~4 cm 甲状腺乳头状癌的研究中，两组患者在 40.2 个月的中位随访期中均未观察到复发。

在并发症方面，BABA-RT 与 OT 相当，由经验丰富的外科医生筛选符合条件的、对美容要求较高的患者行 BABA-RT 是安全可行的。

机器人手术比开放或腔镜手术更昂贵，BABA-RT 的费用是 OT 的 2.5~6.2 倍[18,23,25]。但随着机器人系统和程序的发展，在保证手术安全性和完全性的前提下，我们可能开发出更经济的手术方式以提高患者的生活质量。

（Francesco Prete, Piercarmine Panzera, Giuseppe Massimiliano De Luca, Francesco Vittore, Carlotta Testini, Walter Lavermicocca, Angela Gurrado, Mario Testini 著　李　超译）

参考文献

1. Berber E, Bernet V, Fahey TJ 3rd, et al. American Thyroid Association statement on remote-access thyroid surgery. Thyroid. 2016;26(3):331–7.
2. Wong KP, Lang BHH. Endoscopic thyroidectomy: a literature review and update. Curr Surg Rep. 2013;1(1):7–15.
3. Chung YS, Choe JH, Kang KH, et al. Endoscopic thyroidectomy for thyroid malignancies: comparison with conventional open thyroidectomy. World J Surg. 2007;31(12):2302–6.
4. Choi JY, Lee KE, Chung KW, et al. Endoscopic thyroidectomy via bilateral axillo-breast approach (BABA): review of 512 cases in a single institute. Surg Endosc. 2012;26(4):948–55.
5. Prete FP, Marzaioli R, Lattarulo S, et al. Transaxillary robotic-assisted thyroid surgery: technique and results of a preliminary experience on the Da Vinci xi platform. BMC Surg. 2019;18(Suppl 1):19.
6. Shimazu K, Shiba E, Tamaki Y, et al. Endoscopic thyroid surgery through the axillo-bilateral-breast approach. Surg Laparosc Endosc Percutan Tech. 2003;13(3):196–201.
7. Choe JH, Kim SW, Chung KW, et al. Endoscopic thyroidectomy using a new bilateral axillo-breast approach. World J Surg. 2007;31(3):601–6.
8. Liang TJ, Tsai CY, Liu SI, Chen IS. Multidimensional analyses of the learning curve of endoscopic thyroidectomy. World J Surg. 2021;45(5):1446–56.
9. Lee KE, do Koo H, Kim SJ, et al. Outcomes of 109 patients with papillary thyroid carcinoma who underwent robotic total thyroidectomy with central node dissection via the bilateral axillo-breast approach. Surgery. 2010;148(6):1207–13.
10. Lee HY, Yang IS, Hwang SB, et al. Robotic thyroid surgery for papillary thyroid carcinoma: lessons learned from 100 consecutive surgeries. Surg Laparosc Endosc Percutan Tech. 2015;25(1):27–32.
11. Kwon H, Yi JW, Song RY, et al. Comparison of bilateral axillo-breast approach robotic thyroidectomy with open thyroidectomy for graves' disease. World J Surg. 2016;40(3):498–504.
12. Liu SY, Ng EK. Robotic versus open thyroidectomy for differentiated thyroid cancer: an evidence-based review. Int J Endocrinol. 2016;2016:4309087.
13. Lee KE, Kim E, do Koo H, et al. Robotic thyroidectomy by bilateral axillo-breast approach: review of 1026 cases and surgical completeness. Surg Endosc. 2013;27(8):2955–62.
14. Kwak HY, Kim HY, Lee HY, et al. Predictive factors for difficult robotic thyroidectomy using the bilateral axillo-breast approach. Head Neck. 2016;38(Suppl 1):E954–60.
15. Lee HS, Chai YJ, Kim SJ, et al. Influence of body habitus on the surgical outcomes of bilateral axillo-breast approach robotic thyroidectomy in papillary thyroid carcinoma patients. Ann Surg Treat Res. 2016;91(1):1–7.
16. Kim WW, Jung JH, Park HY. The learning curve for robotic thyroidectomy using a bilateral axillo-breast approach from the 100 cases. Surg Laparosc Endosc Percutan Tech. 2015;25(5):412–6.
17. Yu HW, Yi JW, Seong CY, et al. Development of a surgical training model for bilateral axillo-breast approach robotic thyroidectomy. Surg Endosc. 2018;32(3):1360–7.
18. Kwak HY, Kim HY, Lee HY, et al. Robotic thyroidectomy using bilateral axillo-breast approach: comparison of surgical results with open conventional thyroidectomy. J Surg Oncol. 2015;111(2):141–5.
19. He Q, Zhu J, Fan Z, et al. Robotic thyroidectomy with central neck dissection using axillo-bilateral-breast approach: a comparison to open conventional approach. Zhonghua Wai Ke Za Zhi. 2016;54(1):51–5.
20. Kim WW, Jung JH, Park HY. A single surgeon's experience and surgical outcomes of 300 robotic thyroid surgeries using a bilateral axillo-breast approach. J Surg Oncol. 2015;111(2):135–40.
21. Chai YJ, Song J, Kang J, et al. A comparative study of postoperative pain for open thyroidectomy versus bilateral axillo-breast approach robotic thyroidectomy using a self-reporting application for iPad. Ann Surg Treat Res. 2016;90(5):239–45.
22. Chai YJ, Suh H, Woo JW, et al. Surgical safety and oncological completeness of robotic thyroidectomy for thyroid carcinoma larger than 2 cm. Surg Endosc. 2017;31(3):1235–40.
23. Cho JN, Park WS, Min SY, et al. Surgical outcomes of robotic thyroidectomy vs. conventional open thyroidectomy for papillary thyroid carcinoma. World J Surg Oncol. 2016;14(1):181.
24. Kim SJ, Lee KE, Myong JP, et al. Prospective study of sensation in anterior chest areas before and after a bilateral axillo-breast approach for endoscopic/robotic thyroid surgery. World J

Surg. 2013;37(5):1147–53.
25. Seup Kim B, Kang KH, Park SJ. Robotic modified radical neck dissection by bilateral axillary breast approach for papillary thyroid carcinoma with lateral neck metastasis. Head Neck. 2015;37(1):37–45.
26. He QQ, Zhu J, Zhuang DY, et al. Comparative study between robotic total thyroidectomy with central lymph node dissection via bilateral axillo-breast approach and conventional open procedure for papillary thyroid microcarcinoma. Chin Med J. 2016;129(18):2160–6.
27. Kim WW, Kim JS, Hur SM, et al. Is robotic surgery superior to endoscopic and open surgeries in thyroid cancer? World J Surg. 2011;35(4):779–84.
28. Lee KE, do Koo H, Im HJ, et al. Surgical completeness of bilateral axillo-breast approach robotic thyroidectomy: comparison with conventional open thyroidectomy after propensity score matching. Surgery. 2011;150(6):1266–74.
29. Kim BS, Kang KH, Kang H, Park SJ. Central neck dissection using a bilateral axillo-breast approach for robotic thyroidectomy: comparison with conventional open procedure after propensity score matching. Surg Laparosc Endosc Percutan Tech. 2014;24(1):67–72.
30. Yu HW, Chai YJ, Kim SJ, et al. Robotic-assisted modified radical neck dissection using a bilateral axillo-breast approach (robotic BABA MRND) for papillary thyroid carcinoma with lateral lymph node metastasis. Surg Endosc. 2018;32(5):2322–7.

第 11 章 经口腔前庭腔镜下甲状腺切除术：5 年经验教训

11.1 引言

甲状腺手术是头颈外科最常见的手术之一。开放性甲状腺切除术的安全性毋庸置疑，其永久性喉返神经麻痹的发生率为 0.8%～2.3%，永久性甲状旁腺功能减退的发生率为 9%~10%，良性结节性甲状腺肿的死亡率甚至小于 1%[1]。目前，经典的甲状腺手术切口仍采用由 Theodor Kocher 提出的颈前横切口。

颈部作为身体的外露部位，人们对无瘢痕的甲状腺手术方式的渴望与日俱增，这一点在亚洲国家人群中尤为显著。自 1996 年 Gagner 发表了第一篇关于腔镜下甲状旁腺手术的临床系列文章起[2]，在过去的 20 年中，陆续报道了多种微创或腔镜下甲状腺和甲状旁腺手术。由于其操作的复杂性和较长的学习曲线，颈部微创手术，包括微创腔镜辅助甲状腺切除术[3]、双侧腋窝入路腔镜下甲状腺切除术[4, 5]以及其他入路手术方式等[6]并没有广泛开展。而且，这些手术入路通常会在体表留下瘢痕。

为了实现颈前无瘢痕，通过经口入路并使用腹腔镜器械，Anuwong 实施了经口腔前庭腔镜下甲状腺切除术（transoral endoscopic thyroidectomy vestibular approach，TOETVA），并首次发表了包含 60 名患者的大型临床研究论文[7]。由于其简单易行，该方法在甲状腺和甲状旁腺手术中获得了广泛认同[8-12]。

在本章中，我们将介绍我们的临床经验，并讨论有关这一手术的一些技术问题。

11.2 患者选择与手术方法

本研究于 2017 年至 2021 年进行，并获得了当地伦理委员会的批准。在 210 名符合条件的患者中，100 人（47%）选择行腔镜手术。手术在气管插管的全身麻醉下进行。患者取仰卧位，头部略微倾斜。外科医生站在患者头部正后方，腔镜助手站在外科医生右侧。腹腔镜设备具有高分辨率，有助于放大和优化图像。首先，在口腔前庭中部做一长约 10 mm 的横切口，然后通过 Veress 套管[1]注射含肾上腺素的生理盐水，并在颈阔肌深面对整个手术区域进行分离（图 11.1、图 11.2 和图 11.3）。然后，插入钝头剥离棒，小心地从左到右向不同方向移动，注意避开颈外静脉，从而在颈阔肌、颈外静脉和舌骨下肌群之间建立间隙。然后插入 12 mm Trocar，再插入 30° 腔镜镜头。气体压力设定为 6 mmHg。在主 Trocar 的左右两侧再插入两个 5 mm 辅助 Trocar。辅助 Trocar 必须放置于头侧，并与下唇内侧的尖牙保持良好的侧方关系，以避免损伤颏神经。颈阔肌深面的操作空间便准备

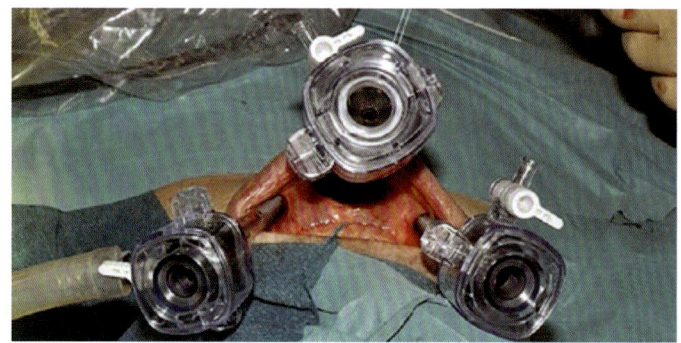

图 11.1　口腔前庭切口及 Trocar 位置

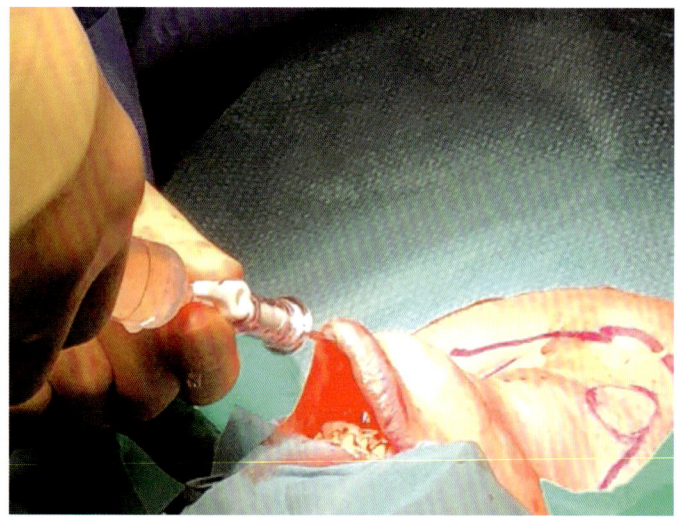

图 11.2　插入 Veress 套管

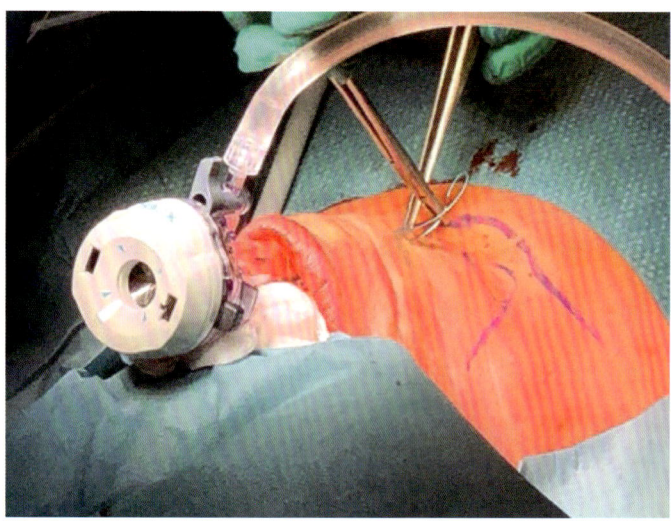

图 11.3　插入 Trocar

完毕。此空间的头侧是喉，足侧是颈静脉，两侧面是胸锁乳突肌。

甲状腺的暴露首先从分离颈白线开始。为了更好地暴露，第二助手借助牵拉线，将颈直肌向外侧牵开（图 11.4 和图 11.5）。离断甲状腺峡部，使用超声刀（Ethicon Endosurgery, Cincinnati, OH, USA）解剖和凝闭血管。离断峡部后，继续暴露喉返神经（RLN）。为了避免热损伤，在解剖喉返神经时避免使用电刀或超声刀。凝闭上极血管后，从头侧向足侧进行解剖，此时可以看到喉返神经，逆行寻找喉返神经入喉处。通常使用 C2 NerveMonitor（Inomed Medizintechnik GmbH, Emmendingen, Germany）进行术中神经监测（IONM），探针入路可通过 Trocar 或直接经皮刺入。通过这种方法，可以验证 RLN 和喉上神经的位置及功能。将甲状腺装入标本袋（Eco-Sac, Espiner medical, Measham, UK），由主 Trocar 孔取出。用 VLOC 3-0 可吸收缝合线（Covidien, Mainsfield, MA, USA）将舌骨下肌群缝合。用可吸收缝线（Vicryl 5-0, Ethicon, Livingstone, UK）缝合口腔内切口。加压敷料压迫颏下过夜。在切皮前 30 分钟静脉滴注预防性抗生素（舒巴坦 - 氨苄西林，UNACID），并且术后连续口服 5 天。此外，患者每餐后都要使用消毒漱口水清洗口腔，共持续 5 天（图 11.6）。

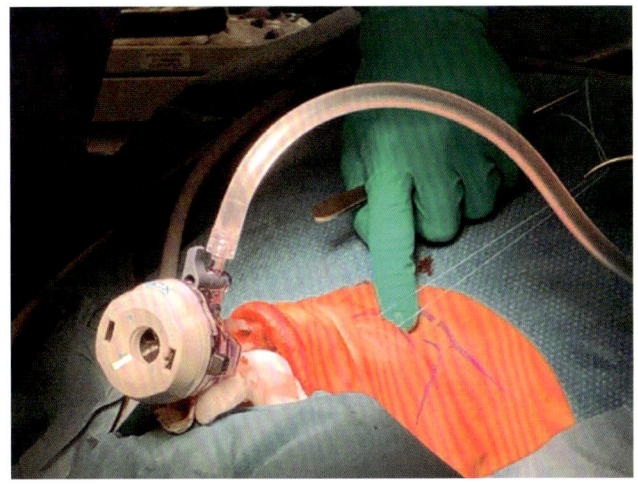

图 11.4　颈直肌向外侧牵开

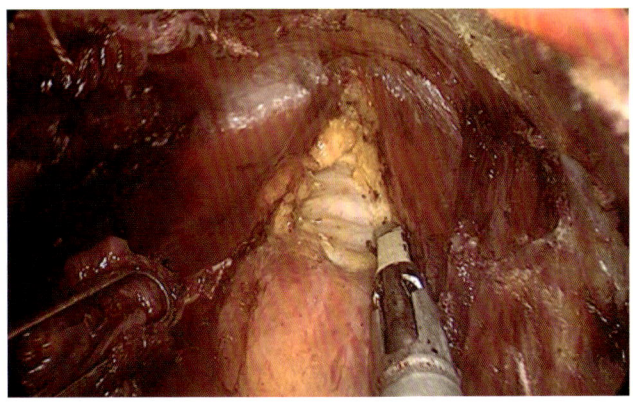

图 11.5　术中观

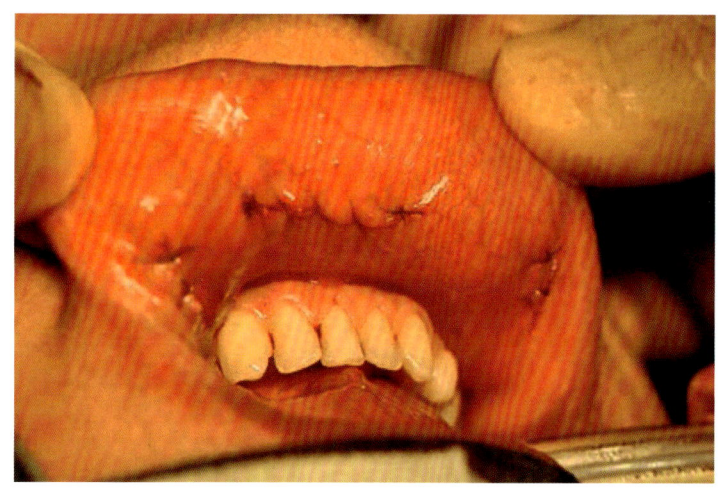

图 11.6　术后下唇内侧切口

11.3　结果

　　共 100 名患者接受了 TOETVA 手术，其中包括 87 名女性和 13 名男性。患者的颈部形态并不作为试验的纳入或排除标准。颈部宽大患者的手术时间比颈部纤细患者的手术时间更长，超重或肥胖不是手术禁忌证。15 名患者的体重指数（BMI）在 $25\sim30\ kg/m^2$，5 名患者的体重指数大于 $30\ kg/m^2$。在首批临床试验中，TOETVA 可实现颈部解剖的最佳入路和图像可视化，所有重要的解剖结构（如甲状旁腺、甲状腺上动脉、甲状腺下动脉、RLN）都能以极高的分辨率成像，并显示在整体视野中，有助于识别并保留甲状旁腺。100 名患者术前超声测量的甲状腺结节直径为 $0.3\sim6.5\ cm$（平均为 $3.1\pm1.8\ cm$），体积为 $2.5\sim159\ mm^3$（平均为 $24\pm41.2\ mm^3$）。所有患者的甲状腺结节都小于 7 cm。80 例患者行甲状腺腺叶加峡部切除术，20 例患者行甲状腺全部切除术。手术标本的平均重量为 21.9 ± 12.2（$10\sim110$）g。标本从 12 mm 切口处取出。手术时间平均为 184 分钟。5 例（5%）患者中转为开放手术，大出血为中转手术的主要原因。

　　所有患者术后均未出现并发症，术后平均住院时间为 3 天。一过性白细胞增多均发生在术后第 1 天，术后第 3 天恢复正常。所有患者均在术后当晚恢复经口饮食。患者颈部无明显瘢痕，具有极佳的美容效果。手术后的前 3 天，所有患者的最大疼痛强度均小于视觉模拟疼痛量表的 3 分。病理学结果显示，共有 15 例乳头状癌（均为术后病理检查证实）。这些甲状腺癌的病灶均小于 15 mm。6 例为良性嗜酸细胞结节，9 例为甲状腺毒性结节，有症状的良性结节或甲状腺肿有 70 例。术中，有 6 名患者的甲状腺标本上发现了甲状旁腺，术中病理均证实为甲状旁腺，将其重新植入胸锁乳突肌内。所有患者术后均未出现颈部血肿。然而，有 10 名患者（10%）在术后出现了一过性淤伤或淤斑，并在 10 天内消退。2 名患者出现了颈部积液，经针刺抽吸后得到缓解。所有患者无手术部位感染。在接受甲状腺全部切除术的 20 名患者中，有 5 人出现了一过性甲状旁腺功能减退症（25%）。但未出现永久性甲状旁腺功能减退。6 名患者（6%）出现暂时性声带麻痹。经纤维喉镜检查发现，术后 $1\sim4$ 个月内声带动度恢复正常，表明患者的喉返神经功能已恢复。未出现永久性声带麻痹。在最初的 25 例患者中，可以观察到唇下和颏下感觉减退或麻木，持续时间为 3～12 周。因此，在后续的手术中，我们倾向于使用 Kelly 镊进行钝性剥离，以避免热损伤电凝的发生。随访过程中，我们没有发现持续时间超过 4 周的术后感觉障碍。1 名患者在建腔时出现颈部皮肤灼伤，外用皮质类固醇后症状缓解，2 个月后恢复美容效果。1 名患者在术后 3 个月的随访中诉超过 1 cm² 范围的持续的下唇麻木。最后，1 名患者在术后第一天诉胸痛，CT 检查证实为气胸；后续胸痛自行缓解。

11.4 讨论

尽管腔镜甲状腺手术已发展了 20 多年，由于较长的学习曲线和不可避免的体表瘢痕，其接受度仍然偏低。事实证明，因其不会留下皮肤瘢痕，经口腔入路腔镜下甲状腺手术是最理想的手术方式。它还能在不切断肌肉的情况下，从自然解剖间隙分层进入气管两侧的手术部位，从而最大限度地减少手术创伤。但同时，经口腔入路至颈部区域进行手术操作，意味着将原本的无菌手术转为可能会导致潜在感染的手术，从而带来深部组织感染的风险。

Witzel 等最初采用舌下入路方式，后在尸体和动物模型研究中提出了经口腔入路甲状腺手术的概念[13]。Benhidjeb 和 Wilhelm 等描述了经口周入路通过口底路径行甲状腺手术的诸多潜在问题[14, 15]。包括较高的中转率、术后肿胀和吞咽困难，这些可能会影响患者的安全。

其他研究者继续探索经口周路径的其他方式。采用单个大切口作为颏前切口，并辅助颈前皮肤提拉，Nakajo 等将他们的 TOVANS（trans-oral video-assisted neck surgery，经口腔镜辅助颈部手术）方法描述为一种免充气经口腔镜下甲状腺切除术[16]。他们共进行了 8 次手术。所有患者在术后都出现了持续 6 个月以上的颏部感觉障碍。1 名患者出现了喉返神经麻痹，但所有患者均未出现颏神经麻痹或颈部感染。

Yang 等通过对 82 名分别接受了经口腔前庭入路（endoscopic thyroidectomy via the oral vestibular approach，ETOVA）或经乳晕入路（endoscopic thyroidectomy via the areolar approach，ETAA）腔镜下甲状腺切除术的患者进行研究[8]。结果表明，两种方法在手术时间、并发症和患者满意度方面没有统计学差异，但经口腔前庭腔镜下甲状腺切除术的美容效果更好。

在一项 60 名患者参与的初期研究中，泰国的 Anuwong 教授改良了这一手术方法，报道了其出色的治疗效果，并将其命名为 TOETVA 手术[7]。其结果与传统的开放甲状腺手术相比，具有相同的安全性。在他后续的 425 例患者研究中，没有患者出现感染或永久性神经麻痹，但 5.9% 的患者出现了暂时性声带麻痹，10.9% 的患者有暂时性甲状旁腺功能减退[17]。意大利米兰的 Dionigi 等在欧洲进行了一项里程碑式的研究，报道了他们首次在 15 名患者中实施 TOETVA 的经验，其具有极低的并发症发生率[10]。与 Anuwong 教授的系列研究不同的是，我们的研究并未采用经鼻气管插管，而是采用经口气管插管，简化了插管技术并使 IONM 技术得以应用。许多关于开放和微创甲状腺切除术的研究都强调了 IONM 的重要性[18-24]，我们团队也同样意识到了这一点。根据我们的经验，与开放手术一样，在经口腔镜下甲状腺切除术中同样可以对迷走神经进行探测。在进行单侧甲状腺切除手术中可省略对迷走神经的探测，但在双侧甲状腺切除中必须探测迷走神经[25, 26]。

最初的临床经验表明，虽然手术时间较长，但 TOETVA 安全性极佳，关键解剖结构识别清晰，并可以术中使用 IONM[27, 28]。患者术后疼痛评分较低，美容效果极佳。在我们的研究中，没有任何患者术后出现皮肤坏死、大面积血肿、感觉障碍或口腔内损伤。术者只需对初步解剖分离、充气稍作修改，简单调整助手位置，便可以使用常规的腹腔镜器械进行手术。虽然没有可靠的证据支持经口腔镜下甲状腺手术在围手术期应用抗生素[29]，但我们仍然选择了围手术期预防性使用抗生素。当然也可以简化或省略预防性抗生素使用流程。Anuwong 等发表的系列研究中并未表明 TOETVA 中感染率增加[17]。尽管缺乏证据支持，但作者认为术前使用消毒漱口水与预防性使用抗生素同样重要。已确定的技术流程如下：

- 助手位置和 4K 腔镜系统对更好地观察解剖结构非常重要[30-33]。
- 在侧位和远颅位（距离口角约 1 cm，在红唇的内侧和尖牙的对侧）放置 5 mm Trocar，避免损伤颏神经[34-37]。
- 在颈阔肌深层组织间隙内注入肾上腺素溶液，从而建立一个人为的组织间隙[38-40]。
- 通过 12 mm 切口使用探条/扩张器可增加颈部前方的手术空间[41-43]。
- 通过单极电凝或超声刀离断较韧的组织粘连。在颈静脉浅层暴露分离颈阔肌非常重要[44]。
- 使用经皮牵引线将舌骨上肌群暂时性地向侧方牵拉。在颈前正中，通过皮下悬吊缝线的向上牵引从而扩大手术操作腔隙[45]。
- 常规使用 IONM 用于 RLN 的定位和功能评估。可通过 Trocar 或经皮 1 mm 切口完成探测[46]。
- 用标本袋取出甲状腺及肿物。在肿瘤体积较大的情况下，可在标本袋内剪碎甲状腺，但应尽量避免这样做，以免影响后续的组织学检测[46]。
- 通常不需使用引流装置[46]。
- 术前和术后 5 天预防性使用抗生素和消毒漱口水[46]。

基金：这项工作得到了 Eurocrine 项目（Auxologico IRCCS）的支持。

（Daqi Zhang, Gianlorenzo Dionigi, Francesco Frattini, Andrea Cestari, Antonella Pino, Ozer Makay, Che-Wei Wu, Hoon Yub Kim, Andrea Casaril, Hui Sun 著　张俊斌 译）

参考文献

1. Rayes N, Seehofer D, Neuhaus P. The surgical treatment of bilateral benign nodular goiter. Balancing invasiveness with complications. Dtsch Arztebl Int. 2014;111(10):171–8.
2. Gagner M. Endoscopic subtotal parathyroidectomy in patients with primary hyperparathyroidism. Br J Surg. 1996;83(6):875.
3. Miccoli P, Materazzi G. Minimally invasive, video-assisted thyroidectomy (MIVAT). Surg Clin North Am. 2004;84(3):735–41.
4. Shimazu K, Shiba E, Tamaki Y, et al. Endoscopic thyroid surgery through the axillo-bilateral-breast approach. Surg Laparosc Endosc Percutan Tech. 2003;13(3):196–201.
5. Strik MW, Anders S, Barth M, et al. Total-videoendoskopische Strumaresektion via "axil-

lobilateral breast approach". Operative Technik und erste Ergebnisse [Total videoendoscopic thyroid resection by the axillobilateral breast approach. Operative method and first results]. Chirurg. 2007;78(12):1139–44.
6. Phillips HN, Fiorelli RK, Queiroz MR, et al. Single-port unilateral transaxillary totally endoscopic thyroidectomy: a survival animal and cadaver feasibility study. J Minim Access Surg. 2016;12(1):63–7.
7. Anuwong A. Transoral endoscopic thyroidectomy vestibular approach: a series of the first 60 human cases. World J Surg. 2016;40(3):491–7.
8. Yang J, Wang C, Li J, et al. Complete endoscopic thyroidectomy via oral vestibular approach versus areola approach for treatment of thyroid diseases. J Laparoendosc Adv Surg Tech A. 2015;25(6):470–6.
9. Pai VM, Muthukumar P, Prathap A, et al. Transoral endoscopic thyroidectomy: a case report. Int J Surg Case Rep. 2015;12:99–101.
10. Dionigi G, Bacuzzi A, Lavazza M, et al. Transoral endoscopic thyroidectomy: preliminary experience in Italy. Updat Surg. 2017;69(2):225–34.
11. Wang C, Zhai H, Liu W, et al. Thyroidectomy: a novel endoscopic oral vestibular approach. Surgery. 2014;155(1):33–8.
12. Udelsman R, Anuwong A, Oprea AD, et al. Trans-oral vestibular endocrine surgery: a new technique in the United States. Ann Surg. 2016;264(6):e13–6.
13. Witzel K, von Rahden BH, Kaminski C, Stein HJ. Transoral access for endoscopic thyroid resection. Surg Endosc. 2008;22(8):1871–5.
14. Benhidjeb T, Wilhelm T, Harlaar J, et al. Natural orifice surgery on thyroid gland: totally transoral videoassisted thyroidectomy (TOVAT): report of first experimental results of a new surgical method. Surg Endosc. 2009;23(5):1119–20.
15. Wilhelm T, Metzig A. Video. Endoscopic minimally invasive thyroidectomy: first clinical experience. Surg Endosc. 2010;24(7):1757–8.
16. Nakajo A, Arima H, Hirata M, et al. Trans-oral video-assisted neck surgery (TOVANS). A new transoral technique of endoscopic thyroidectomy with gasless premandible approach. Surg Endosc. 2013;27(4):1105–10.
17. Anuwong A, Ketwong K, Jitpratoom P, et al. Safety and outcomes of the transoral endoscopic thyroidectomy vestibular approach. JAMA Surg. 2018;153(1):21–7.
18. Dralle H, Sekulla C, Haerting J, et al. Risk factors of paralysis and functional outcome after recurrent laryngeal nerve monitoring in thyroid surgery. Surgery. 2004;136(6):1310–22.
19. Wang Y, Yu X, Wang P, et al. Implementation of intraoperative neuromonitoring for transoral endoscopic thyroid surgery: a preliminary report. J Laparoendosc Adv Surg Tech A. 2016;26(12):965–71.
20. Patel PN, Jayawardena ADL, Walden RL, et al. Evidence-based use of perioperative antibiotics in otolaryngology. Otolaryngol Head Neck Surg. 2018;1 158(5):783–800.
21. Oliva A, Grassi S, Zedda M, et al. Ethical and medico-legal issues of TOETVA procedure and simulation on cadavers: a scoping review. Eur Rev Med Pharmacol Sci. 2022;26(13):4550–6.
22. Celik S, Bilge O, Ozdemir M, et al. Modified Larssen solution (MLS)-fixed cadaver model for transoral endoscopic thyroidectomy vestibular approach (TOETVA) education: a feasibility study. Surg Endosc. 2022;36(7):5518–30.
23. Bertelli AAT, Lira RB, Gonçalves AJ, et al. Transoral endoscopic thyroidectomy vestibular approach (TOETVA): pioneers's point of view. Arch Endocrinol Metab. 2021;65(6):858–9.
24. Zhang D, Wu CW, Wang T, et al. Drawbacks of neural monitoring troubleshooting algorithms in transoral endoscopic thyroidectomy. Langenbeck's Arch Surg. 2021;406(7):2433–40.
25. Cohen O, Tufano RP, Anuwong A, et al. Trans-oral endoscopic thyroidectomy vestibular approach (TOETVA) for the pediatric population: a multicenter, large case series. Surg Endosc. 2022;36(4):2507–13.
26. Zhang D, Fu Y, Zhou L, et al. Pictorial essay of vestibular incision outcomes from transoral endoscopic thyroidectomy. Langenbeck's Arch Surg. 2021;406(8):2869–77.
27. Zhang D, Sun H, Tufano R, et al. Recurrent laryngeal nerve management in transoral endoscopic thyroidectomy. Oral Oncol. 2020;108:104755.
28. Zhang D, Wang T, Kim HY, et al. Strategies for superior thyroid pole dissection in transoral thyroidectomy: a video operative guide. Surg Endosc. 2020;34(8):3711–21.
29. Erol V, Dionigi G, Barczyński M, et al. Intraoperative neuromonitoring of the RLNs during TOETVA procedures. Gland Surg. 2020;9(Suppl 2):S129–35.
30. Zhang D, Famá F, Caruso E, et al. How to avoid and manage mental nerve injury in transoral

thyroidectomy. Surg Technol Int. 2019;35:101–6.
31. Zhang D, Fu Y, Dionigi G, et al. Human cadaveric model for studying the preservation of mental nerve during transoral endoscopic thyroidectomy. Surg Radiol Anat. 2020;42(1):55–62.
32. Zhang D, Li S, Dionigi G, et al. Animal study to evaluate the effect of carbon dioxide insufflation on recurrent laryngeal nerve function in transoral endoscopic thyroidectomy. Sci Rep. 2019;9(1):9365.
33. Zhang D, Li S, Dionigi G, et al. Stimulating and dissecting instrument for transoral endoscopic thyroidectomy: proof of concept investigation. Surg Endosc. 2020;34(2):996–1005.
34. Zhang D, Park D, Sun H, et al. Indications, benefits and risks of transoral thyroidectomy. Best Pract Res Clin Endocrinol Metab. 2019;33(4):101280.
35. Zhang D, Caruso E, Sun H, et al. Classifying pain in transoral endoscopic thyroidectomy. J Endocrinol Investig. 2019;42(11):1345–51.
36. Celik S, Makay O, Yoruk MD, et al. A surgical and anatomo-histological study on transoral endoscopic thyroidectomy vestibular approach (TOETVA). Surg Endosc. 2020;34(3):1088–102.
37. Zhang D, Wu CW, Inversini D, et al. Lessons learned from a faulty transoral endoscopic thyroidectomy vestibular approach. Surg Laparosc Endosc Percutan Tech. 2018;28(5):e94–9.
38. Russell JO, Anuwong A, Dionigi G, et al. Transoral thyroid and parathyroid surgery vestibular approach: a framework for assessment and safe exploration. Thyroid. 2018;28(7):825–9.
39. Zhang D, Li S, Dionigi G, et al. Feasibility of continuous intraoperative neural monitoring during transoral endoscopic thyroidectomy vestibular approach in a porcine model. J Laparoendosc Adv Surg Tech A. 2019;29(12):1592–7.
40. Dionigi G, Wu CW, Tufano RP, et al. Monitored transoral endoscopic thyroidectomy via long monopolar stimulation probe. J Vis Surg. 2018;4:24.
41. Dionigi G, Chai YJ, Tufano RP, et al. Transoral endoscopic thyroidectomy via a vestibular approach: why and how? Endocrine. 2018;59(2):275–9.
42. Anuwong A, Sasanakietkul T, Jitpratoom P, et al. Transoral endoscopic thyroidectomy vestibular approach (TOETVA): indications, techniques and results. Surg Endosc. 2018;32(1):456–65.
43. Anuwong A, Kim HY, Dionigi G. Transoral endoscopic thyroidectomy using vestibular approach: updates and evidences. Gland Surg. 2017;6(3):277–84.
44. Russell JO, Clark J, Noureldine SI, Anuwong A. Transoral thyroidectomy and parathyroidectomy – a north American series of robotic and endoscopic transoral approaches to the central neck. Oral Oncol. 2017;71:75–80.
45. Dionigi G, Lavazza M, Bacuzzi A, et al. Transoral endoscopic thyroidectomy vestibular approach (TOETVA): from a to Z. Surg Technol Int. 2017;30:103–12.
46. Dionigi G, Bacuzzi A, Lavazza M, et al. Transoral endoscopic thyroidectomy via vestibular approach: operative steps and video. Gland Surg. 2016;5(6):625–7.

第三篇
围手术期并发症的预防和管理

第 12 章 甲状腺手术中的喉神经监测

12.1 前言

近年来，术中神经监测（intraoperative neuromonitoring，IONM）作为一种术中可视化识别喉返神经（recurrent laryngeal nerve，RLN）的方法，用于评估手术过程中 RLN 功能的完整性，在甲状腺及甲状旁腺手术中得到了广泛的认可和应用。不同国家在甲状腺手术中 IONM 的使用率有所不同。德国甲状腺手术中使用 IONM 比例最高，在每年开展的近 8 万例甲状腺手术中，95% 以上是通过 IONM 完成的。在欧洲，根据 2022 年欧洲质量登记中心注册的数据，大约 84% 的甲状腺手术都使用了 IONM，其中 86% 为间断术中神经监测（intermittent IONM，i-IONM），14% 为连续术中神经监测（continuous IONM，c-IONM）（www.eurocrine.eu）。Barczyński 等在一项涉及 2000 条神经有损伤风险的随机试验中证实，早期 RLN 损伤（主要是暂时性的）的发生率（5%～7%）高于永久性损伤（0.5%～2%），且接受 IONM 手术的患者，其发生率明显低于仅通过视觉识别神经但未进行神经监测的患者（分别为 1.9% vs. 3.8%，P=0.011）[1]。

12.2 术中标准化的神经监测

2011 年甲状腺和甲状旁腺国际神经监测研究组（International Neural Monitoring Study Group，INMSG）发布了关于在甲状腺手术中 IONM 应用于 RLN 的推荐标准指南，2013 年又发布了关于喉上神经外支（external branch of the superior laryngeal nerve，EBSLN）的神经监测指南[2,3]。这些指南是基于研究组成员多年来在多中心的临床经验，侧重强调了以下两个方面的内容：①手术所需的标准化设备及气管插管表面电极正确放置的评估；②规范术中信号丢失情况下标准化的程序算法，从而能够区分真正的信号丢失，以及在实际应用中因各种技术错误导致的假性信号丢失，以此来预测 RLN 损伤。2018 年，INMSG 又发布了两项指南，一项是在监测信号丢失的情况下，分期进行双侧甲状腺切除术；另一项是结合手术情况、喉部和神经电生理数据对侵袭性甲状腺癌最佳的 RLN 管理指南[4,5]。这些指南旨在通过整合重要的信息（不仅包括大体手术情况，还包括术中 RLN 功能状态和术前喉镜检查结果）来协助制订甲状腺手术中 RLN 的临床管理策略。上述指南是基于最近发表的关于甲状腺和甲状旁腺手术中 IONM 所需知情同意，以及术中喉神经监测标准化培训课程而制定的[6,7]。

目前，术中喉神经监测有三种形式：①间断术中神经监测（i-IONM），包括 NerveTrend 传递模式；②连续术中神经监测（c-IONM）；③喉上神经外支（EBSLN）的神经监测。

12.3　间断术中神经监测（i-IONM）

在甲状腺手术中，i-IONM 技术主要在以下三个方面发挥重要作用：

1. 辅助识别 RLN（包括确认 RLN 目视识别的准确性，以及在气管周围区域使用神经映射技术在神经暴露于手术区域之前识别神经）。

2. 组织准备期间的应用：由于识别 RLN 后，在分离组织的过程中，可以通过反复刺激神经及其周围组织，在手术野中确定 RLN 的走行，这对于手术区域有瘢痕的再次手术或在手术区域发生改变的情况下（例如晚期甲状腺癌）尤为重要。

3. 评估术中 RLN 的活动及预测术后神经功能：在信号丢失（loss of signal，LOS）的情况下，识别损伤的性质（在保留神经解剖完整性的同时，区分解剖性或功能性损伤），区分是节段性损伤（Ⅰ型）还是整体性（Ⅱ型）损伤。如果是节段性损伤，能够定位损伤的部位和了解损伤的机制。

实际上，IONM 方法具有极高的阴性预测值，超过 99.8%，这意味着如果在切除一侧甲状腺腺叶后保持正确的神经监测信号，则可以按计划安全地进行双侧甲状腺切除术，不需要考虑双侧 RLN 损伤的隐患。因此，许多作者认为，在采取分期甲状腺切除术时，特别是当一侧的神经信号丢失时，IONM 是将双侧声带损伤的风险降至零的有效工具。

12.4　间断术中神经监测的 NerveTrend 模式

2020 年推出的第四代神经完整性监测系统（nerve integrity monitoring，NIM）NIMVital 通过添加 NerveTrend 模式扩展了 i-IONM 格式。此模式通过记录迷走神经（vagus nerve，VN）、RLN 或 EBSLN 的肌电图（electromyography，EMG），在整个手术过程中跟踪神经状况，即便术中使用间断神经监测也能跟踪记录，通过 EMG 报告实时追踪术中 VN、RLN 和 EBSLN 的功能状态。当探针在同一神经初始刺激后，EMG 基线趋稳后读数，随后 NIM NerveTrend EMG 报告可以将振幅和延迟的变化，与整个手术过程中动态监测结果比较；若振幅出现显著下降和（或）延迟的加重则提示神经状况恶化。此外，绿色、黄色和红色编码的 EMG 报告和相关提示声有助于实时掌握 EMG 发生的显著变化，并有助于及时调整手术策略（图 12.1）。

NIM NerveTrend 模式的潜在优势包括：与 i-IONM 模式相比，无须增加额外成本，使用简单，能够实时反馈神经功能状态，是 EMG 追踪预后的一大进步。即使是具有挑战性的手术也能直观显示、便于追踪。当然，该模式也有一些局限：它是一项依赖操作者的技术（手动趋势分析），刺激部位（VN 与 RLN）可能有潜在变异；在肥胖和甲状腺体积较大的患者中，更加难以刺激 VN。关于 NIM NerveTrend 模式，仍需临床应用来验证其准确性，现已有一项随机对照试验（randomized controlled trial，RCT）正在进行中（更多详情

第 12 章 甲状腺手术中的喉神经监测　　89

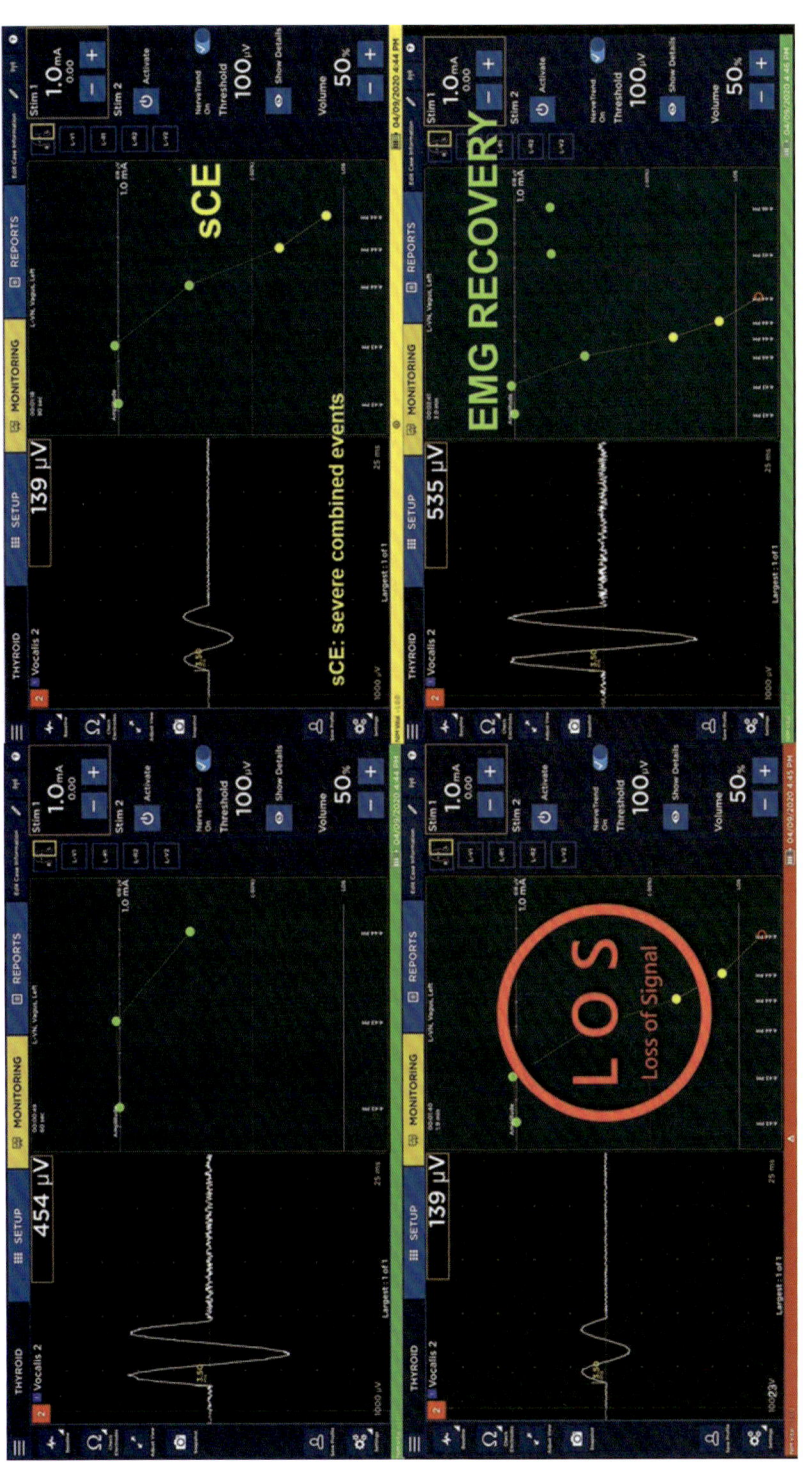

图 12.1　NerveTrend 模式允许跟踪来自声带肌的肌电图（EMG）信号，并警示外科医生即将发生的严重联合事件（severe combined events，sCE）或信号丢失（loss of signal，LOS）的神经损伤。肌电图恢复可以保证手术按计划安全进行

见：www.clinicaltrials.gov，NCT04794257）。2022年在维也纳举行的国际内分泌外科医生协会（International Association of Endocrine Surgeons，IAES）会议上，Barczyński等提出基于当前正在进行的RCT的中期安全性分析数据表明，与i-IONM模式相比，NerveTrend模式更具优势（数据尚未公开发表）。在每组中均有132条神经处于被监测中（NerveTrend组与i-IONM组），暂时性RLN损伤分别为1条（0.76%）与7条（5.30%）（$P=0.03$），永久性RLN损伤分别为0条（0）与2条（1.51%）（无显著性差异）。采用NerveTrend模式进行的手术中，有12条神经（9.0%）发生了严重的联合事件，但其中11条损伤（91.66%）是可逆的。因此，该系统似乎能够及时提醒外科医生即将发生的神经损伤，因为大多数神经损伤事件是可逆的。这一初步观察结果需要在正在进行的RCT进一步验证，直至达到预期研究效果。

12.5 连续术中神经监测（c-IONM）

c-IONM技术基于将电极放置VN上，神经监测器通过该电极能够持续、自动地监测RLN的肌电活动，然后通过分析声带肌的EMG记录，将手术过程中的瞬时参数与手术开始的初始参数进行比较。如果EMG信号反复出现异常（如幅度减少超过50%，或信号延迟超过10%）则预示出现了神经损伤，但这种损伤大多可逆。此设备通过声音信号警示外科医生，以便及时采取纠正措施，避免完全性LOS或神经功能性损伤（图12.2）。

考虑到大多数RLN损伤都是以时间分离的方式发生（节段性），这是由于手术操作（如牵引、拉扯、压迫）累积增加了神经的微损伤。因此，在EMG记录改善之前暂停组织分离，可防止RLN损伤的发生。因此，c-IONM技术使外科医生能够在甲状腺切除术中识别即将发生的RLN损伤，纠正手术操作，以免发生RLN损伤，以及验证术中EMG LOS之后RLN功能的恢复。

近期，一项在788名患者（1314条处于损伤风险的神经）中进行的研究表明，通过立即解除神经张力，能够成功阻止80%（63/77名患者）的联合事件进展到LOS[8]。最近一项对455条连续刺激且处于损伤风险的神经的研究表明，立即释放牵拉张力能够成功保留所有即将发生损伤的病例中的神经功能[9]。

一项国际多中心研究显示，115例术后LOS的病例中，80%（92/115）是由RLN牵拉引起的[10]。一项纳入了68名患者的国际多中心研究证实，相对于基线水平，所有患者出现短暂节段性LOS或整体LOS后，振幅恢复达到或超过50%的患者可以有效地预测术后早期声带功能恢复正常[11]。

通过接收器操作特征分析，研究还发现不同类型的LOS在振幅恢复上存在差异。对于1型节段性LOS，相对和绝对振幅恢复分别达到49%和455 μV（两者$P<0.001$）时，能更好地区分术后早期正常和受损的声带功能。而对于2型整体LOS，相对振幅恢复达到44%（$P=0.01$）或绝对振幅恢复达到253 μV（$P=0.15$）时，也有类似的区分效果。

因此，从实践角度出发，对于两种类型的LOS，都可以使用一个振幅恢复阈值≥50%来进行判断。这个单一阈值能准确预测节段性LOS后的术后早期声带功能正常，但可能会稍微低估整体性LOS（即较轻的神经损伤形式）后的术后早期声带功能正常的情况。

第 12 章 甲状腺手术中的喉神经监测

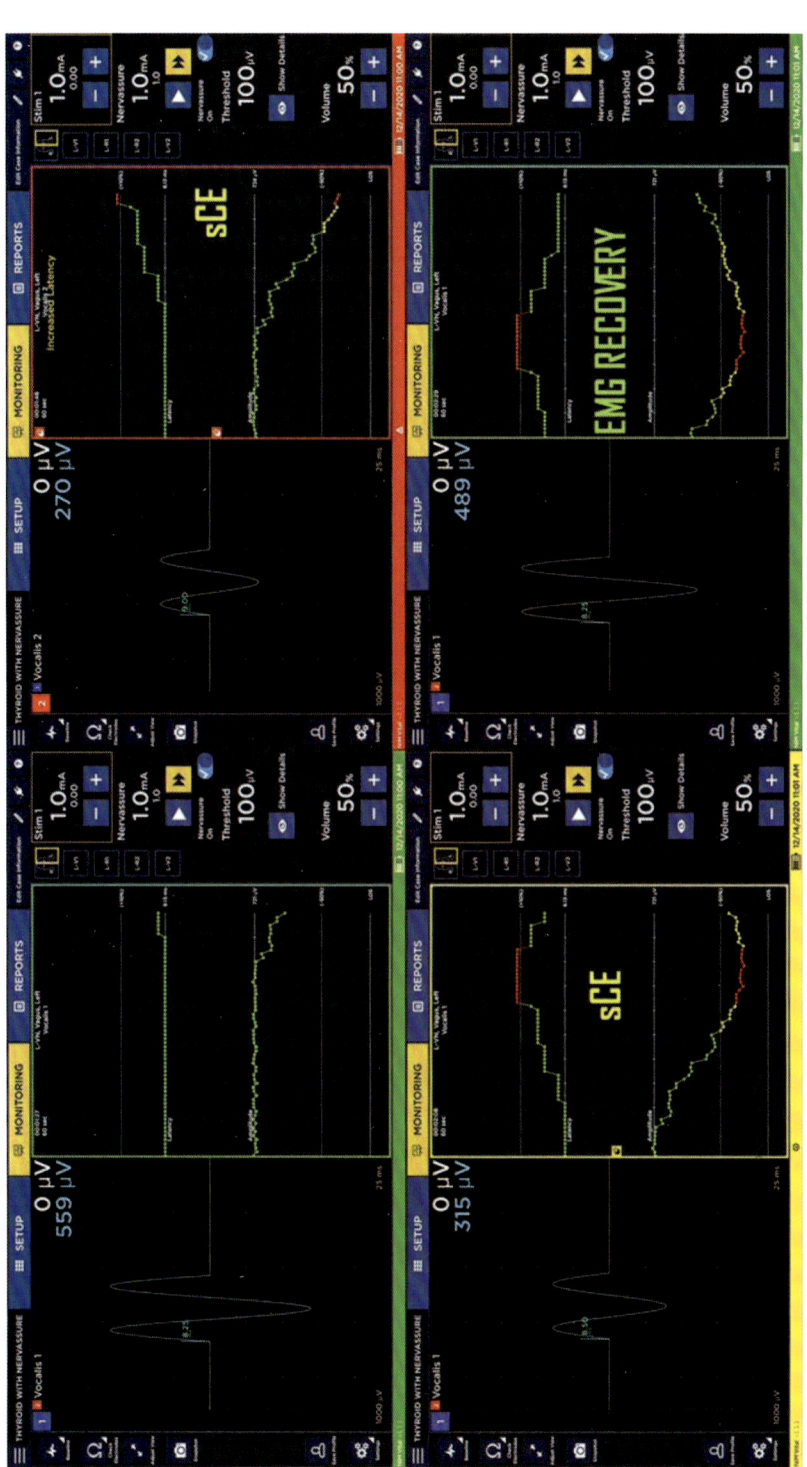

图 12.2 c-IONM 允许跟踪来自声带肌的肌电图（EMG）信号，并警示外科医生即将发生的严重联合事件（sCE）或信号丢失（LOS）的神经损伤。肌电图恢复可以保证手术按计划安全进行

因此，c-IONM 技术有可能预防单侧 RLN 损伤，而 i-IONM 技术则不具备这一特点。Schneider 等发表的共 6029 例患者数据显示，其中 3139 例接受 c-IONM，2890 例接受 i-IONM（分别有 5208 条和 5024 条神经处于危险状态），i-IONM 组术后早期声带麻痹发生率是 c-IONM 组的 1.7 倍（2.5% vs. 1.5%），永久性声带麻痹发生率是 c-IONM 组的 30 倍（0.6% vs. 0.02%）。此外，研究人员通过多变量逻辑回归分析，还发现 c-IONM 在降低术后早期声带麻痹和永久性声带麻痹的风险方面，均优于 i-IONM。c-IONM 组每 75 例术后早期声带麻痹中有 1 例发生永久性声带麻痹，而 i-IONM 组每 4.2 例中就有 1 例发生永久性声带麻痹，i-IONM 组术后早期声带麻痹成为永久性声带麻痹的发生率是 c-IONM 组的 17.9 倍[12]。总的来说，这些数据清楚地表明，在预防声带麻痹方面，c-IONM 确实优于 i-IONM。这一结论不仅得到了单个研究的支持，也得到了该领域近期发表的荟萃分析的支持[13]。

12.6　喉上神经外支监测

在使用 IONM 时，我们不应忽视该技术在识别和维持 EBSLN 功能完整性方面的实用性。在临床中，外科医生严重低估了 EBSLN 损伤的发生率。据多位作者报道，EBSLN 损伤发生率高达 20%。这种损伤导致环甲肌瘫痪，影响高音的产生，并改变声音的基本频率，这对于女性患者和从事嗓音专业的人士影响尤为严重。EBSLN 与甲状腺上极血管解剖关系极为密切，约 1/3 的患者在解剖这些血管时存在损伤风险。在患有巨大甲状腺肿、甲状腺上极的肿瘤或颈部较短的患者中，EBSLN 与甲状腺上极血管的解剖关系可能更加紧密，使得 EBSLN 特别容易意外受损。

主流的 EBSLN 分类是 1992 年 Cernea 等提出的。Cernea EBSLN 分类根据 EBSLN 与甲状腺上极血管的解剖关系，分为三种类型：

1 型：喉上神经穿过甲状腺上血管且超过甲状腺上极 1 cm 以外，这种情况常发生在 68% 的甲状腺小结节患者和 23% 的甲状腺大结节患者中。

2A 型：喉上神经穿过甲状腺上血管、离甲状腺上极 1 cm 以内，常发生在 18% 的甲状腺小结节患者和 15% 的甲状腺大结节患者中。

2B 型：喉上神经穿过甲状腺上血管与甲状腺上极的交点处，这种常出现在 14% 的甲状腺小结节患者和 54% 的甲状腺大结节患者中。

由于 2A 型和 2B 型 EBSLN 走行较低，因此在分离和结扎甲状腺上极的血管时，神经特别容易受损。为了保护 EBSLN，外科医生可以在结扎这些血管之前，使用 IONM 确认 EBSLN 的位置，通过观察环甲肌的收缩来识别 EBSLN。然而，与 RLN 监测不同，监测 EBSLN 依赖于两种不同的监测手段：一种是评估观察环甲肌的收缩（所有患者都会出现）来监测，另一种则是使用标准的 EMG 管识别声带肌去极化的肌电反应（可识别 70%～80% 的患者）。最近，一种新型的 EMG 管，配备了更多的且更靠近前表面的电极，能够识别所有患者（100%）EBSLN 刺激后的肌电图反应。

对于 EBSLN 的可视化识别，可将刺激探针置于喉上神经（如果可见）穿过环甲肌的入喉处来识别（图 12.3）。为了便于定位 EBSLN，建议刺激胸骨甲状肌喉头下方的组织，这可以视为 EBSLN 在进入环甲肌之前，其远端行程中识别 EBSLN 的一个可靠标志（图 12.4）。为了保护 EBSLN，建议将刺激探针置于甲状腺上极的血管组织（无刺激反应）和

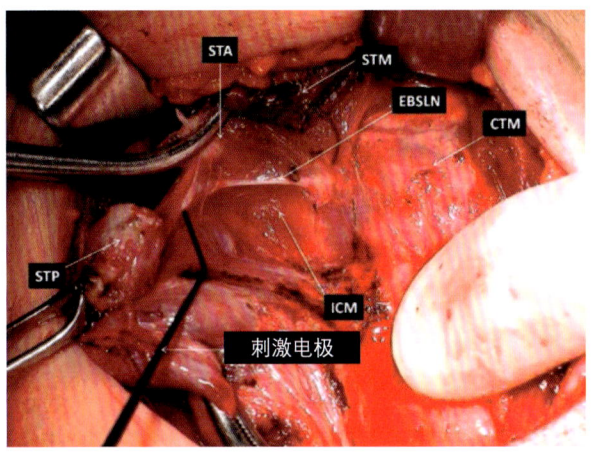

图12.3 在视觉识别和刺激喉上神经外支（EBSLN）的情况下，可对甲状腺上动脉的各个分支进行逐步结扎，不仅在解剖上而且在功能上保留神经，这可以通过记录环甲肌抽动阳性得以证明（CTM-环甲肌，ICM-下缩肌，STA-甲状腺上动脉，STM-胸骨甲状肌，STP-甲状腺上极）

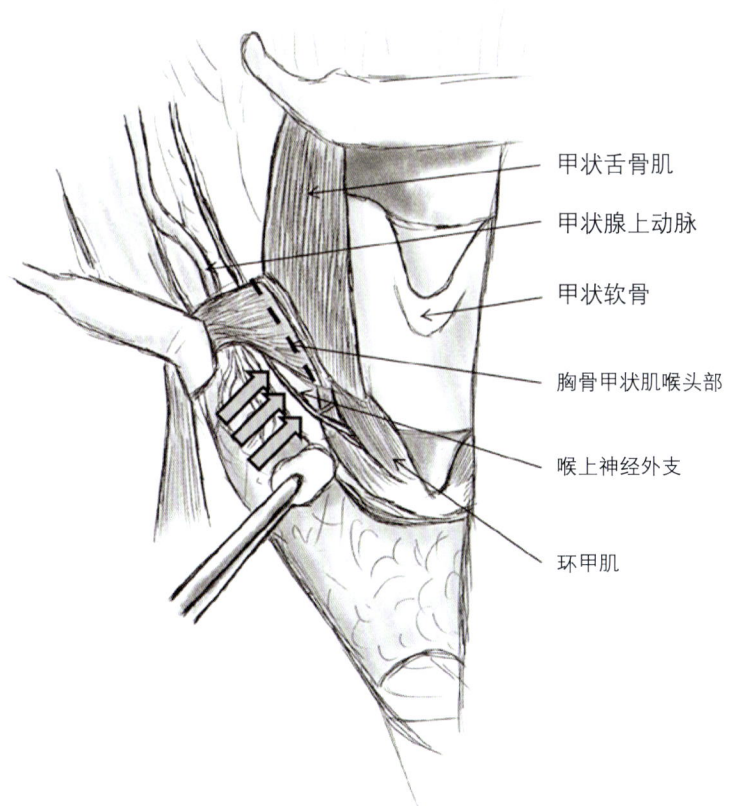

图12.4 刺激胸骨甲状肌喉头部平行和下方的组织（用虚线标记），可以在进入环甲肌之前识别喉上神经外支的远端路线（大箭头）

胸骨甲状肌喉头区域（有刺激反应）之间来回移动。通过测量波形、振幅在预测 EBSLN 功能中的作用尚待确定。

总之，对于接受包括甲状腺癌在内的各种甲状腺手术的患者来说，监测 EBSLN 对于提高患者的生活质量具有极其重要的意义，因为它增加了手术后保留音色和声域的机会。

（Marcin Barczyński 著　刘　虹 译）

参考文献

1. Barczyński M, Konturek A, Cichoń S. Randomized clinical trial of visualization versus neuromonitoring of recurrent laryngeal nerves during thyroidectomy. Br J Surg. 2009;96(3):240–6.
2. Randolph GW, Dralle H; International Nerve Monitoring Study Group, et al. Electrophysiologic recurrent laryngeal nerve monitoring during thyroid and parathyroid surgery: international standards guideline statement. Laryngoscope 2011;121(Suppl 1):S1–16.
3. Barczyński M, Randolph GW, Cernea CR, et al. External branch of the superior laryngeal nerve monitoring during thyroid and parathyroid surgery: international neural monitoring study group standards guideline statement. Laryngoscope. 2013;123(Suppl 4):S1–14.
4. Schneider R, Randolph GW, Dionigi G, et al. International neural monitoring study group guideline 2018 part I: staging bilateral thyroid surgery with monitoring loss of signal. Laryngoscope. 2018;128(Suppl 3):S1–17.
5. Wu CW, Dionigi G, Barczyński M, et al. International Neuromonitoring study group guidelines 2018: part II: optimal recurrent laryngeal nerve management for invasive thyroid cancer-incorporation of surgical, laryngeal, and neural electrophysiologic data. Laryngoscope. 2018;128(Suppl 3):S18–27.
6. Wu CW, Huang TY, Randolph GW, et al. Informed consent for intraoperative neural monitoring in thyroid and parathyroid surgery – consensus statement of the international neural monitoring study group. Front Endocrinol (Lausanne). 2021;12:795281.
7. Wu CW, Randolph GW, Barczyński M, at al. Training courses in laryngeal nerve monitoring in thyroid and parathyroid surgery – the INMSG consensus statement. Front Endocrinol (Lausanne). 2021;12:705346.
8. Schneider R, Sekulla C, Machens A, et al. Postoperative vocal fold palsy in patients undergoing thyroid surgery with continuous or intermittent nerve monitoring. Br J Surg. 2015;102(11):1380–7.
9. Kandil E, Mohsin K, Murcy MA, Randolph GW. Continuous vagal monitoring value in prevention of vocal cord paralysis following thyroid surgery. Laryngoscope. 2018;128(10):2429–32.
10. Schneider R, Randolph G, Dionigi G, et al. Prospective study of vocal fold function after loss of the neuromonitoring signal in thyroid surgery: the international neural monitoring study Group's POLT study. Laryngoscope. 2016;126(5):1260–6.
11. Phelan E, Schneider R, Lorenz K, et al. Continuous vagal IONM prevents recurrent laryngeal nerve paralysis by revealing initial EMG changes of impending neuropraxic injury: a prospective, multicenter study. Laryngoscope. 2014;124(6):1498–505.
12. Schneider R, Machens A, Sekulla C, et al. Superiority of continuous over intermittent intraoperative nerve monitoring in preventing vocal cord palsy. Br J Surg. 2021;108(5):566–73.
13. Ku D, Hui M, Cheung P, et al. Meta-analysis on continuous nerve monitoring in thyroidectomies. Head Neck. 2021;43(12):3966–78.

第13章 甲状腺切除术中甲状旁腺自体移植：自体荧光与吲哚菁绿的作用

13.1 引言

人类对"甲状旁腺"的识别被定义为最后的解剖学发现。这一发现可以追溯到1877年，由乌普萨拉（Uppsala）大学解剖系的医学生 Ivor Sandström 所发现[1]。

1883年，Emil Theodor Kocher 观察到，根据 Jacques Louis Reverdin 的说法，接受甲状腺全切除术（total thyroidectomy，TT）的患者术后总是出现黏液性水肿，有时甚至出现手足抽搐。相反，按照 Theodor Billroth 的手术方法，接受甲状腺次全切除术的患者从未出现黏液性水肿，但也经常出现手足抽搐。因此，Kocher 根据经验决定采取以下手术策略：首先只进行甲状腺一侧腺叶切除术，只有在复发的情况下才进行对侧腺叶次全切除术[2]。

1891年，Marcel Eugene Gley 发现，狗接受甲状腺切除术后的全身性抽搐是由于术中同时切除了甲状旁腺（parathyroid glands，PGs）[3]。然而，即使证明了因果关系，也不足以解释这一现象。1908年，William G. MacCallum 和 Carl Voegtlin 发现甲状旁腺可以调节血液中的钙水平，他们开始通过使用这种电解质来治疗甲状腺切除术后出现的手足抽搐症[4]。1923年，Harald Salvesen 证明术后手足抽搐是因为术中甲状旁腺被切除引起的。从那时起，大家都意识到在进行甲状腺全切除术时，必须识别和保护甲状旁腺，从而预防甲状旁腺功能减退症的发生。

甲状腺手术也被称为喉返神经和甲状旁腺的手术。事实上，这些是甲状腺全切除术后唯一可能遭受严重损伤的解剖结构。甲状旁腺功能减退引起的低钙血症是最常见的甲状腺手术并发症。甲状腺全切除术后，约50%的患者血清钙值发生了变化，其中14%的病例出现低钙血症相关的临床症状，但绝大多数患者血钙水平在手术后的几周内或最迟术后1年内恢复正常[5]。在2%~3%的病例中，低钙血症可能会持续一生，与之伴随的是甲状旁腺激素（parathyroid hormone，PTH）水平非常低或检测不到[6]。多中心研究已经公布了更高的低钙血症发病率，高达16.7%，如果采用更统一的标准来定义低钙血症，持续性甲状旁腺功能减退的发病率为7.9%[7]。

值得注意的是，关于永久性低钙血症的医疗法律诉讼发生率，占甲状腺切除术后并发症索赔的9%[8]。流行病学方面以及慢性甲状旁腺功能减退症对个人和国家卫生服务支出的经济负担方面的影响仍有待评估[9]。

13.2 维持甲状旁腺功能的问题

需要保留多少甲状旁腺组织才能维持正常的血清钙水平呢？人体中甲状旁腺通常有4枚，每枚重量30～40 mg，总计120～160 mg，各自独立发挥其功能。因此，要么残留的甲状旁腺组织取代缺失的组织以产生必需量的甲状旁腺激素，否则仍会导致甲状旁腺功能低下。然而，每枚甲状旁腺都有自己的钙设定点（可以定义为导致PTH最大分泌量减少50%的细胞外钙水平），并且可以通过独特的方式对钙刺激做出反应。因此，需要保留多少枚甲状旁腺以确保甲状旁腺功能是无法确定的。

甲状旁腺的动脉血管是终末型，任何损伤它的手术操作都会导致受影响腺体的部分或全部缺血。上位甲状旁腺和下位甲状旁腺由甲状腺下动脉供血。在约20%的病例中，上位甲状旁腺的血供来源于甲状腺上动脉的后支[10]，因此在甲状腺切除术中不应将其结扎和阻断。必须小心地将甲状旁腺与甲状腺包膜分离，每个小的外周动脉分支都应在甲状旁腺远端中断，以保持近端甲状旁腺血液供应。

必须非常小心地保护甲状旁腺的血管。甲状旁腺和所有内分泌腺体一样，没有排泄管，因为激素分泌是通过静脉网络进行的。因此，尽管确保动脉供应的完整性是必要的，但也不足以保证腺体功能，同时还需要在保护静脉血管方面给予同样多的关注[11]。保留流入甲状腺下静脉的甲状旁腺静脉分支可以降低术后发生低钙血症的风险，并能促使血钙水平更快恢复正常[12]。

如果甲状旁腺在其包膜内得到精细的解剖学保护，外科医生将更容易避免损伤它们。同时，在7%～8%的病例中，甲状旁腺紧密黏附在甲状腺包膜上，并在很大程度上甚至完全汇入甲状腺所属静脉血管丛，则必须小心地将它们解剖分离，尽可能保护残留的静脉血管[13]。在静脉淤血或腺体出血性梗死的情况下，需要切开甲状旁腺包膜进行减压。然而，在甲状腺全切除术过程中，即使对甲状旁腺进行精细化解剖和保留其血管完整性也不能完全保证甲状旁腺功能维持在正常水平[11]。

13.3 甲状旁腺准确定位的要求

经验丰富的甲状腺和甲状旁腺外科医生首先需要能够肉眼识别甲状旁腺。然而，即使是有经验的外科医生也不一定能够在甲状腺全切除术期间识别出所有的甲状旁腺组织，并且可能无法保证识别出其中的任何一个[14]。

为此，用钝器的尖端反复触摸甲状旁腺组织被认为是有用的，因为甲状旁腺组织的颜色与脂肪组织非常相似，会在几秒钟内呈现出特有的棕黄色，从而有助于识别甲状旁腺。如果甲状旁腺显示不明显，则不应该继续寻找，因为有破坏血供的风险。手术过程中重要的是要确保甲状旁腺没有附着在切除的甲状腺包膜上[15]。

建议将放大镜（2.5倍或3.5倍）与超声/射频装置或双极电凝钳结合使用。使用放大镜可以更清晰地观察其解剖结构。合理装置的适当使用有助于术中更有效地止血，手术区域无血可以提高手术操作的精确性，显著缩短手术时间[16,17]。

为了进一步降低甲状旁腺损伤的风险，近红外自体荧光成像（NIR-AF）有助于肉眼识别甲状旁腺组织。2011年发表的一项初步研究证明，甲状旁腺的荧光强度始终大于甲状腺和其他所有颈部组织[18]。此项研究结果有助于进一步识别甲状旁腺组织，当被相机成像时，甲状旁腺显示出自体荧光。在甲状腺全切除术结束时，静脉注射吲哚菁绿（indocyanine green，ICG）后，可以通过识别血管走行来验证甲状旁腺血管分布。吲哚菁绿是一种惰性的水溶性有机染料，含有5%的碘化钠，静脉注射时与血浆脂蛋白结合。它的半衰期很短（3.4 ± 0.7 min）。考虑到吲哚菁绿成分中含碘，所以对碘过敏的人不得使用吲哚菁绿。

甲状腺切除术中使用甲状旁腺自体荧光成像技术可有效帮助识别和保留甲状旁腺组织。如果我们考虑到非自愿切除甲状旁腺和在病理报告中发现甲状旁腺组织的发生率相对较高（近25%的病例都有这种情况），这一点尤为重要[7, 19, 20]。

然而，近红外自体荧光成像技术并不能显著降低甲状旁腺功能低下所致低钙血症的发生率[21]。

近红外自体荧光成像技术检测甲状旁腺组织和术中静脉注射吲哚菁绿显示甲状旁腺血管分布的联合使用是一种很有前景的技术。实际工作中，它似乎可以降低术后暂时性低钙血症的风险，并通过评估甲状旁腺的血液灌注来更安全地保留甲状旁腺，从而避免不必要的甲状旁腺自体移植[22]。

然而，最近的研究表明，使用上述方法后，甲状旁腺自体移植的数量多少没有显著差异，这也正是我们所期望的[23, 24]。事实上，目前，关于这种方法的明确临床获益以及是否值得常规使用，仍然存在争议[25, 26]。

13.4　甲状旁腺移植术

被意外阻断血供的甲状旁腺应当重新植入。1926年，Frank H. Lahey[27]首次描述了甲状腺切除术期间的甲状旁腺自体移植术。从那时起，许多研究表明，甲状旁腺自体移植是预防术后永久性[28, 29]和暂时性[30]甲状旁腺功能减退的有效方法。

首先将甲状旁腺腺体分解成1 mm × 2 mm大小的碎片，以最大限度地增加其与肌肉组织的接触面积。其中一个碎片用于临时组织学检查，以验证甲状旁腺组织的诊断。必须对移植甲状旁腺的区域仔细止血，以避免出现可能影响植入的血肿。移植区域肌肉组织用不可吸收缝线闭合，如果将来有必要（针对甲状旁腺功能亢进），可以固定钛夹以定位甲状旁腺组织[31]。

最常用的再植入部位是非优势前臂的肱桡肌或前臂的皮下组织[32]，以及同侧的胸锁乳突肌。其中胸锁乳突肌是首选部位，因为它避免了进一步的手术入路，且植入的甲状旁腺组织若已发生病理改变必须被切除的风险极低[31]。

早在1975年，Hickey和Wells就证明了甲状旁腺自体移植组织产生甲状旁腺激素的有效性[28, 33]。因此，任何被中断血流的甲状旁腺都应当被重新植入，因为自体移植是恢复甲状旁腺功能的有效手段，可以预防永久性甲状旁腺功能减退[29]，移植物的存活率为93%[28]。显然，不可能确切地证明甲状腺全切除术后甲状旁腺自体移植的临床疗效，因为甲状旁腺通常为4枚，但也可以为3枚（3%）或5枚（13%），并且所有甲状旁腺很少同时被切除或中断血流[10]。

一般来说，中断血供的甲状旁腺数量越多，术后发生低钙血症的风险就越大，即使采取甲状旁腺自体移植后也是如此。事实上，通过精确而轻柔的手术操作确保所有甲状旁腺的解剖和血管完整性，是甲状腺切除术后血钙水平正常的最佳保证。

近年来，有部分研究者[34, 35]建议在所有甲状腺全切除术病例中常规预防性实行甲状旁腺自体移植术，研究显示术后永久性甲状旁腺功能减退症发生率为0%，但短暂性低钙血症的发生率明显较高。尽管如此，这种观点似乎并不令人接受，因为如果我们遵循保证甲状旁腺解剖完整性和血管分布，也可以获得相同的结果。

（Lodovico Rosato, Luca Panier Suffat 著　张　佩译）

参考文献

1. Sandström IV. On a new gland in man and several mammals – glandulae parathyroideae. Upsala Läk Förenings Förh. 1879-1880;15:441–71.
2. Hannan SA. The magnificent seven: a history of modern thyroid surgery. Int J Surg. 2006;4(3):187–91.
3. Gley ME. Sur les functions du corps thyroid. C R Séances Soc Biol Fil. 1891;43:841–3.
4. MacCallum WG, Voegtlin C. On the relation of tetany to the parathyroid glands and to calcium metabolism. J Exp Med. 1909;11(1):118–51.
5. Villarroya-Marquina I, Sancho J, Lorente-Poch L, et al. Time to parathyroid function recovery in patients with protracted hypoparathyroidism after total thyroidectomy. Eur J Endocrinol. 2018;178(1):103–11.
6. Rosato L, Avenia N, Bernante P, et al. Complications of thyroid surgery: analysis of a multicentric study on 14,934 patients operated on in Italy over 5 years. World J Surg. 2004;28(3):271–6.
7. Lončar I, van Kinschot CMJ, van Dijk SPJ, et al. Persistent post-thyroidectomy hypoparathyroidism: a multicenter retrospective cohort study. Scand J Surg. 2022;111(2):14574969221107282.
8. Padovano M, Scopetti M, Tomassi R, et al. Mapping complications in thyroid surgery: statistical data are useful for medico-legal management of a recurrent safety issue. Updat Surg. 2022;74(5):1725–32.
9. Bjornsdottir S, Ing S, Mitchell DM, et al. Epidemiology and financial burden of adult chronic hypoparathyroidism. J Bone Miner Res. 2022;37(12):2602–14.
10. Burger F, Fritsch H, Zwierzina M, et al. Postoperative hypoparathyroidism in thyroid surgery: anatomic-surgical mapping of the parathyroids and implications for thyroid surgery. Sci Rep. 2019;9(1):15700.
11. Rosato L, De Crea C, Bellantone R, et al. Diagnostic, therapeutic and health-care management protocol in thyroid surgery: a position statement of the Italian Association of Endocrine Surgery Units (U.E.C. CLUB). J Endocrinol Investig. 2016;39(8):939–53.
12. Lee DY, Cha W, Jeong WJ, et al. Preservation of the inferior thyroidal vein reduces post-thyroidectomy hypocalcemia. Laryngoscope. 2014;124(5):1272–7.
13. Cui Q, Li Z, Kong D, et al. A prospective cohort study of novel functional types of parathyroid glands in thyroidectomy: in situ preservation or auto-transplantation? Medicine (Baltimore). 2016;95(52):e5810.
14. Gschwandtner E, Seemann R, Bures C, et al. How many parathyroid glands can be identified during thyroidectomy?: evidence-based data for medical experts. Eur Surg. 2018;50(1):14–21.
15. Puzziello A, Rosato L, Innaro N, et al. Hypocalcemia following thyroid surgery: incidence and risk factors. A longitudinal multicenter study comprising 2,631 patients. Endocrine. 2014;47(2):537–42.
16. Sapalidis K, Papanastasiou A, Fyntanidou V, et al. Comparison between magnification techniques and direct vision in thyroid surgery: a systematic review and meta-analysis. Medicina (Kaunas). 2019;55(11):725.
17. Suffat LP, Lavorini E, Mondini G, et al. Does the combined use of magnification loupes and harmonic FOCUS improve the outcome of thyroid surgery? World J Endoc Surg. 2020;12(1):18–22.
18. Paras C, Keller M, White L, et al. Near-infrared autofluorescence for the detection of parathyroid glands. J Biomed Opt. 2011;16(6):067012.
19. Paek SH, Lee YM, Min SY, et al. Risk factors of hypoparathyroidism following total thyroid-

ectomy for thyroid cancer. World J Surg. 2013;37(1):94–101.
20. Díez JJ, Anda E, Sastre J, et al. Prevalence and risk factors for hypoparathyroidism following total thyroidectomy in Spain: a multicentric and nation-wide retrospective analysis. Endocrine. 2019;66(2):405–15.
21. Wolf HW, Runkel N, Limberger K, et al. Near-infrared autofluorescence of the parathyroid glands during thyroidectomy for the prevention of hypoparathyroidism: a prospective randomized clinical trial. Langenbeck's Arch Surg. 2022;407(7):3031–8.
22. Iritani K, Teshima M, Shimoda H, et al. Intraoperative quantitative assessment of parathyroid blood flow during total thyroidectomy using indocyanine green fluorescence imaging – surgical strategies for preserving the function of parathyroid glands. Laryngoscope Investig Otolaryngol. 2022;7(4):1251–8.
23. Yin S, Pan B, Yang Z, et al. Combined use of autofluorescence and indocyanine green fluorescence imaging in the identification and evaluation of parathyroid glands during total thyroidectomy: a randomized controlled trial. Front Endocrinol (Lausanne). 2022;13:897797.
24. Barbieri D, Indelicato P, Vinciguerra A, et al. Autofluorescence and indocyanine green in thyroid surgery: a systematic review and meta-analysis. Laryngoscope. 2021;131(7):1683–92.
25. Di Marco A, Chotalia R, Bloxham R, et al. Does fluoroscopy prevent inadvertent parathyroidectomy in thyroid surgery? Ann R Coll Surg Engl. 2019;101(7):508–13.
26. Benmiloud F, Godiris-Petit G, Gras R, et al. Association of autofluorescence-based detection of the parathyroid glands during total thyroidectomy with postoperative hypocalcemia risk: results of the PARAFLUO multicenter randomized clinical trial. JAMA Surg. 2020;155(2):106–12.
27. Lahey FH. The transplantation of parathyroids in partial thyroidectomy. Surg Gynecol Obstet. 1926;62:508–9.
28. Wells SA Jr, Gunnells JC, Shelbume JD, et al. Transplantation of the parathyroid glands in man: clinical indication and results. Surgery. 1975;78(1):34–44.
29. Hicks G, George R, Sywak M. Short and long-term impact of parathyroid autotransplantation on parathyroid function after total thyroidectomy. Gland Surg. 2017;6(Suppl 1):S75–85.
30. Testini M, Rosato L, Avenia N, et al. The impact of single parathyroid gland autotransplantation during thyroid surgery on postoperative hypoparathyroidism: a multicenter study. Transplant Proc. 2007;39(1):225–30.
31. D'Avanzo A, Parangi S, Morita E, et al. Hyperparathyroidism after thyroid surgery and autotransplantation of histologically normal parathyroid glands. J Am Coll Surg. 2000;190(5):546–52.
32. Cavallaro G, Iorio O, Centanni M, et al. Parathyroid reimplantation in forearm subcutaneous tissue during thyroidectomy: a simple and effective way to avoid hypoparathyroidism. World J Surg. 2015;39(8):1936–42.
33. Hickey RC, Samaan NA. Human parathyroid autotransplantation: proved function by radioimmunoassay of plasma parathyroid hormone. Arch Surg. 1975;110(8):892–5.
34. Zedenius J, Wadstrom C, Delbridge L. Routine autotransplantation of at least one parathyroid gland during total thyroidectomy may reduce permanent hypoparathyroidism to zero. Aust N Z J Surg. 1999;69(11):794–7.
35. Lo CY, Lam KY. Routine parathyroid autotransplantation during thyroidectomy. Surgery. 2001;129:318–23.

第 14 章 甲状腺手术中的能量装置、止血剂和光学放大设备

14.1 能量装置

甲状腺疾病是最常见的内分泌疾病之一[1]。甲状腺是一个血供非常丰富的器官，在手术中如何妥善止血对于外科医生来说是一个非常重要的问题。出血会增加邻近解剖结构，如喉返神经、甲状旁腺和食管损伤的风险[2]。此外，术后出血可引起血肿或血清肿，导致上呼吸道阻塞和继发缺氧性脑损伤。止血技术有很多，包括标准的血管结扎与离断、单极或双极电凝、超声波和混合能量装置的使用等。电凝止血过程中产生的高温（150～400 ℃）会对邻近组织造成严重的损伤。电能和超声波等能量装置应用于包括甲状腺手术在内的多种外科手术，止血完毕时能量装置即停止工作，避免局部过热，从而保证其安全性和有效性。热量从能量装置尖端向周围传播造成的损伤是现有文献中最为广泛讨论的问题，即组织的温度问题。保护组织的安全距离为 3～5 mm，并且器械需要冷却时间[3-5]。此外，各种前瞻性随机研究已经显示了如何使用这些设备缩短手术时间及减少术后并发症的发生率[6]。目前已经发明了许多能量装置，其中一种装置依靠超声波的凝固剪切功能，以低于常规电外科设备所产生的温度使蛋白质变性，进而使组织凝固、关闭血管避免出血，从而达到切割和凝固的目的。这种手控剪切装置具有非常薄和精致的尖端，整体设计重现了我们所熟悉的"弯钳"形状。能量装置使外科医生能更轻松地在狭小的空间里解剖、游离和切割血管，可以降低短暂性低钙血症等术后并发症的发生率、缩短手术时间、减少止血剂的使用、减少术后引流量[7]。另一种类似的能量装置由一个能量发生装置和一个不同形状、大小的手控工具钳组成。该装置中工具钳施加于血管的压力和双极电能同时作用，降解构成血管壁的胶原蛋白和弹性蛋白，其温度可达到 42 ℃以上。该装置可凝闭直径达 7 mm 的血管，且不会导致血管内血栓形成。研究表明，使用该装置凝闭的血管断端能够抵抗高于正常水平的收缩压而不破裂[8]。近期，人们研发了一种更新的集双极能量和超声能量于一体的装置，可在少量热量扩散的同时切割和凝闭直径达 7 mm 的血管。既往研究表明，与使用单极或双极能量的设备相比，该装置在猪模型中所需凝闭和切割血管时间更短[9]。

由于对邻近组织造成的热损伤较为类似，这些能量装置所导致的并发症大体一致，如短暂的喉返神经（RLN）麻痹和低钙血症。目前的文献报道广泛认为无缝合线甲状腺切除手术比传统手术更安全、更快速，具有更短的麻醉时间及更低的术后并发症发生风险[10]。

14.2 止血剂

甲状腺疾病的手术治疗可能导致严重的术后并发症，包括甲状腺切除术后出血，而由于出血引起的二次手术可能会导致更严重的后果，甚至是死亡[11]。甲状腺是人体血液流动率较高的腺体之一，其血液流量较大。目前报道的甲状腺手术后出血发生率为0%~4.2%[12,13]，在经验丰富的科室中该比率通常不超过1%[14,15]。普外科出血可分为三大类：①原发性出血，发生在术中，应在手术中解决；②反应性出血，可能发生在手术后24 h内，大多数情况下是由于结扎脱落或术中未观察到的血管在术后血压恢复正常后开始出血引起的[16]；③继发性出血，常发生于术后7~10天，通常由感染扩散引起的血管侵蚀所致[17]。

标准化的被膜解剖技术、细致的甲状腺游离及精确的动脉结扎将与甲状腺手术相关的发病率和死亡率降低到1%以下，然而，术后血肿仍然是甲状腺手术的一种少见但可能危及生命的并发症。传统止血技术通过缝合结扎、电灼或使用手术夹完善止血，一些邻近解剖结构如RLN和甲状旁腺，可能因出血控制困难而造成意外损伤[18]。

在过去的20年里，许多辅助止血剂被研发用于甲状腺手术的止血[19]。止血剂可以根据材料的性质（动物、人、植物和合成衍生物）、作用机制和所属的类别进行分类。根据这些标准，部分止血剂被划分为药品类，而另一些则被注册为医疗器械。这些药物可大致被分为三类：①局部止血剂，可使血液在出血表面凝结；②密封剂，防止包括血管在内的组织渗漏；③黏合剂，黏合组织[20]。其中局部止血剂最为常用，此类药物可促进凝血酶或纤维蛋白原在创面形成机械密封，常单独使用或联合使用。甲状腺手术中最常见的止血剂是取自牛皮的胶原蛋白垫，表面涂有季戊四醇聚乙二醇醚四琥珀酰亚胺（NHS-PEG），具有柔软、薄、韧、有弹性的特点；它是一种手术密封胶，适用于常规外科技术无法控制出血或空气及其他体液泄漏的情况。另一种很常见的止血剂是由纯天然棉制成的无菌、发热、可吸收的耗材，采用可控氧化技术，可在2分钟内提供快速且有效的局部止血。其他研究支持在甲状腺切除术中联合使用牛源明胶基质和人源凝血酶作为一线止血剂，当结扎或常规手术控制止血无效时可作为止血的辅助手段[21]。此外，一些研究者认为，使用这种止血剂增加的成本可以通过减少手术时间和缩短住院时间来抵消[19]。在缩短手术时间和减少引流管使用时间上，合成氧化再生纤维素聚合物较由一层柔软、轻质氧化再生纤维素组成的止血剂效果更好[22]。

最近的一项荟萃分析评估了止血剂与传统止血技术的安全性[18]。虽然使用止血剂并没有显著降低血肿、血清肿、感染、RLN损伤或甲状旁腺功能减退等并发症的发生率，但可以显著减少手术时间、引流量和住院时间，较短的引流时间也可减轻术后不适。总之，止血剂似乎是甲状腺切除术中的有用止血工具，并且它们也被证明可以减少甲状腺切除术后的引流量和住院时间。

14.3 光学放大设备

光学放大技术在甲状腺手术中的应用具有很大的潜力。利用双目放大镜、内窥镜、外视镜和显微镜的放大作用，可以详细观察解剖结构和组织，从而更轻松、更精确地使用手术器械止血和缝合。放大镜放大倍数为2.5倍到5倍，显微镜为6倍到40倍，内窥镜和外窥镜为12倍到30倍。尽管这些设备有许多优点，但由于这些放大设备的使用过程中存在手术时间的增加、使用方法不恰当、手术过程中镜片污浊以及术野局限等问题，一些外科医生仍未使用放大设备[23]。

放大设备应用于传统的甲状腺手术可预防部分常见的并发症：由牵引、结扎、切割、热损伤、钳夹和缺血引起的 RLN 损伤、喉上神经（SLN）损伤、甲状旁腺（PG）损伤和出血。此外，操作者佩戴的 LED 光源亦可增加术野的照明效果。在甲状腺手术中，根据放大设备的用途不同，研究者们推荐使用的放大倍数从2.5倍、3倍、4.5倍甚至4倍到10倍不等[24-27]。显微镜的使用相对简单易学，具有人体工程学优势，允许操作者在手术过程中保持直立姿势，从而降低了肌肉骨骼损伤的风险。显微镜还可以进行视频录制，这对于教学和医学法律鉴定非常重要[26]。显微镜的放大功能在不增加手术时间的同时可帮助识别 PGs 和 RLN，显著减少了低钙血症和发声困难等术后短期并发症的发生[27]。

最近的一项研究表明，联合使用放大镜和超声刀可以通过减少出血显著缩短手术时间，从而改善手术疗效[28]。内窥镜可以作为常规手段来识别并保护 SLN 的外支（external branch of superior laryngeal nerve，EBSLN），以保证甲状腺手术患者的发声质量：在传统的甲状腺手术中实现这个"混合技术"只需完成一个额外的步骤，即识别 EBSLN 及其解剖变异情况[29]。Karl Storz 4K 3D VITOM 外视镜系统（Karl Storz SE & Co. KG，德国）在甲状腺手术中提供了卓越的可视化效果：它由 4K 内窥镜和 300W 氙气光纤光源组成，其相机放大倍数为 8～30 倍，工作距离为 20～50 mm；手术团队必须佩戴 3D 偏光眼镜。该技术与内窥镜相似，但可在患者体外使用，具有人体工程学的益处和类似于机器人手术的可视化质量，且保留触觉反馈，更利于手术技术的训练[24]。

许多微创甲状腺手术均运用了视频放大技术，如微创腔镜辅助甲状腺切除术（minimally invasive video-assisted thyroidectomy，MIVAT）、经口腔镜甲状腺切除术（transoral endoscopic thyroidectomy，TOET）、经口腔前庭入路腔镜甲状腺手术（TOET with vestibular approach，TOETVA）和机器人辅助经腋窝入路甲状腺切除术（robot-assisted transaxillary thyroidectomy，RATT）[29]。

光学放大技术具有很多优点，但需谨记，外科医生的经验是甲状腺手术的基础，使用光学放大技术同样需要经验积累[30]。

（Roberto M. Romano，Marcello Filograna Pignatelli，Sonia Ferrandes，Giovanni Docimo 著　敬　然 译）

参考文献

1. Benvenga S, Elia G, Ragusa F, et al. Endocrine disruptors and thyroid autoimmunity. Best Pract Res Clin Endocrinol Metab. 2020;34(1):101377.
2. Docimo G, Ruggiero R, Casalino G, et al. Risk factors for postoperative hypocalcemia. Updat Surg. 2017;69(2):255–60.
3. Adamczewski Z, Król A, Kałużna-Markowska K, et al. Lateral spread of heat during thyroidectomy using different haemostatic devices. Ann Agric Environ Med. 2015;22(3):491–4.
4. Siu JM, McCarty JC, Gadkaree S, et al. Association of vessel-sealant devices vs conventional hemostasis with postoperative neck hematoma after thyroid operations. JAMA Surg. 2019;154(11):e193146.
5. Ruggiero R, Docimo L, Tolone S, et al. Effectiveness of an advanced hemostatic pad combined with harmonic scalpel in thyroid surgery. A prospective study Int J Surg. 2016;28(Suppl 1):S17–21.
6. Liu CH, Wang CC, Wu CW, et al. Comparison of surgical complications rates between LigaSure small jaw and clamp-and-tie hemostatic technique in 1,000 neuro-monitored thyroidectomies. Front Endocrinol (Lausanne). 2021;12:638608.
7. Canu GL, Medas F, Cappellacci F, et al. The use of harmonic Focus and Thunderbeat open fine jaw in thyroid surgery: experience of a high-volume center. J Clin Med. 2022;11(11):3062.
8. Yavuz N. Laparoscopic transperitoneal adrenalectomy using the LigaSure vessel sealing system. J Laparoendosc Adv Surg Tech A. 2005;15(6):591–5.
9. Patrone R, Gambardella C, Romano RM, et al. The impact of the ultrasonic, bipolar and integrated energy devices in the adrenal gland surgery: literature review and our experience. BMC Surg. 2019;18(Suppl 1):123.
10. Tolone S, Bondanese M, Ruggiero R, et al. Outcomes of sutureless total thyroidectomy in elderly. Int J Surg. 2016;33(Suppl 1):S16–9.
11. Wojtczak B, Aporowicz M, Kaliszewski K, Bolanowski M. Consequences of bleeding after thyroid surgery – analysis of 7805 operations performed in a single center. Arch Med Sci. 2018;14(2):329–35.
12. Tausanovic K, Zivaljevic V, Grujicic SS, et al. Case control study of risk factors for occurrence of postoperative hematoma after thyroid surgery: ten year analysis of 6938 operations in a tertiary center in Serbia. World J Surg. 2022;46(10):2416–22.
13. de Carvalho AY, Gomes CC, Chulam TC, et al. Risk factors and outcomes of postoperative neck hematomas: an analysis of 5,900 thyroidectomies performed at a cancer center. Int Arch Otorhinolaryngol. 2021;25(3):e421–7.
14. Reeve T, Thompson NW. Complications of thyroid surgery: how to avoid them, how to manage them, and observations on their possible effect on the whole patient. World J Surg. 2000;24(8):971–5.
15. Rosenbaum MA, Haridas M, McHenry CR. Life-threatening neck hematoma com-plicating thyroid and parathyroid surgery. Am J Surg. 2008;195(3):339–43.
16. Iliff HA, El-Boghdadly K, Ahmad I, et al. Management of haematoma after thyroid surgery: systematic review and multidisciplinary consensus guidelines from the difficult airway society, the British Association of Endocrine and Thyroid Surgeons and the British Association of Otorhinolaryngology. Head and Neck Surgery Anaesthesia. 2022;77(1):82–95.
17. Pontin A, Pino EC, et al. Postoperative bleeding after thyroid surgery: care instructions. Sisli Etfal Hastan Tip Bul. 2019;53(4):329–36.
18. Khadra H, Bakeer M, Hauch A, et al. Hemostatic agent use in thyroid surgery: a meta-analysis. Gland Surg. 2018;7(Suppl 1):S34–41.
19. Testini M, Marzaioli R, Lissidini G, et al. The effectiveness of FloSeal matrix hemostatic agent in thyroid surgery: a prospective, randomized, control study. Langenbeck's Arch Surg. 2009;394(5):837–42.
20. Spotnitz WD, Burks S. Hemostats, sealants, and adhesives: components of the surgical toolbox. Transfusion. 2008;48(7):1502–16.
21. Docimo G, Tolone S, Conzo G, et al. A gelatin-thrombin matrix topical hemostatic agent (Floseal) in combination with harmonic scalpel is effective in patients undergoing total thyroidectomy: a prospective, multicenter, single-blind, randomized controlled trial. Surg Innov. 2016;23(1):23–9.
22. Amit M, Binenbaum Y, Cohen JT, Gil Z. Effectiveness of an oxidized cellulose patch hemo-

static agent in thyroid surgery: a prospective, randomized, controlled study. J Am Coll Surg. 2013;217(2):221–5.
23. Kullar P, Tanna R, Ally M, et al. VITOM 4K 3D exoscope: a preliminary experience in thyroid surgery. Cureus. 2021;13(1):e12694.
24. D'Orazi V, Panunzi A, Di Lorenzo E, et al. Use of loupes magnification and microsurgical technique in thyroid surgery: ten years experience in a single center. G Chir. 2016;37(3):101–7.
25. Ravi KS, Naik KM, Swarna Priya M, Abhishek MP. Role of magnification and microscope in thyroid surgery safety and efficacy. Int J Otorhinolaryngol. Head Neck Surg. 2021;7(8):1259–62.
26. Omran HM, Elsayed OM, Hassan AA, Fadl EMA. Comparative study between using surgical loupe and direct vision to enhance preservation of parathyroid glands and minimize the risk of its injury during total thyroidectomy. Ain-Shams J Surg. 2022;15(1):9–16.
27. Suffat LP, Lavorini E, Mondini G, et al. Does the combined use of magnification loupes and harmonic FOCUS improve the outcome of thyroid surgery? World J Endoc Surg. 2020;12(1):18–22.
28. Kripamoy N, Sanchita K, Rohit T. The role of endoscope assisted intra-operative identification of external branch of superior laryngeal nerve in the outcome of voice following thyroid surgery. IJRR. 2017;4(6):14–9.
29. Rossi L, Materazzi G, Bakkar S, Miccoli P. Recent trends in surgical approach to thyroid cancer. Front Endocrinol (Lausanne). 2021;12:699805.
30. Sapalidis K, Papanastasiou A, Fyntanidou V, et al. Comparison between magnification techniques and direct vision in thyroid surgery: a systematic review and meta-analysis. Medicina (Kaunas). 2019;55(11):725.

第15章 术后甲状旁腺功能减退症

15.1 引言

甲状旁腺功能减退症是一种病理性疾病，其特征是由于甲状旁腺激素（parathyroid hormone，PTH）缺乏或含量过低导致血清钙水平降低。甲状旁腺（parathyroid gland，PG）功能下降通常是由继发性（通常是医源性）原因引起的（>75%）；较少出现在自身遗传缺陷（Di-George 综合征）或自身免疫性疾病引起的原发性疾病中[1]。

继发性/获得性甲状旁腺功能减退症最常见的原因是术后甲状旁腺功能减退（postoperative hypoparathyroidism，POH），这是由于术中损伤甲状旁腺的血供，以及能量器械热损伤或意外切除对甲状旁腺造成损伤引起的[2]。导致术后甲状旁腺功能减退的外科手术包括甲状腺、甲状旁腺、喉部或其他良性和恶性疾病的颈部手术。术后甲状旁腺功能减退是甲状腺手术后最常见的并发症，它受到几个手术因素的影响，包括潜在的甲状腺疾病和手术切除的范围；最常见于双侧甲状腺切除术后，随之进行双侧甲状旁腺手术（10%~15%）[1,3]。医源性甲状旁腺功能减退也可能由颈部放疗引起。

术后短暂性甲状旁腺功能减退通常指手术后功能减退持续时间不足 6 个月，如果血钙和（或）PTH 水平低，需要补充钙和（或）维生素 D[4]。

在甲状腺全切除术后，各机构和外科医生已经制订了个体化方案，用来预防术后甲状旁腺功能减退或尽早发现术后甲状旁腺功能减退，从而能够及时进行治疗。然而，正如最近的荟萃分析[5]所述，术后甲状旁腺功能减退的定义在文献中是各不相同的，并且早期识别术后甲状旁腺功能减退的最佳方法并未统一。术后甲状旁腺功能减退最常用的定义是仅甲状旁腺激素水平降低，仅低钙血症，或两者的组合。此外，一些研究通过有无临床症状作为术后甲状旁腺功能减退的诊断依据。因此，考虑到甲状腺手术后甲状旁腺功能恢复的定义和使用的生化测定方法也不统一，术后甲状旁腺功能减退的发生率在文献报道中也有很大差异，甚至在同一研究中心和同一患者队列中也有差异；根据所使用的定义不同，暂时性术后甲状旁腺功能减退的发生率可能波动在 0% 至 46% 之间，其最终发生率可能为 0%~15%[6]。

15.2 病因

甲状腺手术中甲状旁腺及其血供的识别和保留是最大的技术问题。事实上，短暂性和永久性术后甲状旁腺功能减退的主要原因是甲状旁腺的意外切除或甲状旁腺血供中断。

事实上，在甲状腺全切术中，识别和保留甲状旁腺对于避免术后甲状旁腺功能减退至关重要，除了需要了解其解剖位置和血管供应外，还需要经验丰富的外科医生进行操作。甲状旁腺确实很难与其他颈部组织区分开来，因为与甲状腺、脂肪组织和淋巴结相比，它们体积小，颜色相似。因此，由有经验的外科医生使用有效的识别方法至关重要。此外，甲状旁腺的解剖位置变化很大，与胚胎发育有关。由于胚胎迁移路径较短，来自第四鳃囊的上位甲状旁腺的分布位置相对比较固定，但由于迁移路径较长，来自第三鳃囊的下位甲状旁腺的位置分布变化很大[7]。80%以上的病例在甲状腺腺叶后方，喉返神经和甲状腺下动脉交叉口上方可发现上位甲状旁腺；下位甲状旁腺在1/2的病例中位于甲状腺下极的前表面上，1/4的病例位于甲状腺胸腺交界处或处于异位位置。此外，在至少10%的患者中可能发现4枚以上甲状旁腺[8]。因此，据报道，尽管做出了种种努力，仍有多达20%的患者出现了意外的甲状旁腺切除。

除了识别甲状旁腺组织外，更关键的是通过保持充足的血液供应来维持甲状旁腺的活性。为了保证血供，需要对甲状旁腺及其周围血管进行轻柔操作。应当从甲状腺周围小心剥离甲状旁腺和甲状腺包膜之间的小血管而不损伤或灼伤甲状旁腺；如有必要，应使用止血夹或精细的双极电凝阻断甲状旁腺血流。

最近，提出了甲状旁腺的近红外自体荧光显像技术，这是一种利用甲状旁腺组织固有的自体荧光的技术；这种技术有助于外科医生识别和保护甲状旁腺，因为它们发出的自发信号高达周围组织的11倍。此外，术中使用近红外自体荧光显像技术结合吲哚菁绿血管造影术来评估手术结束时的甲状旁腺血液灌注，似乎可以可靠地预测至少有一组灌注良好的甲状旁腺血管形成，以及潜在的术后甲状旁腺功能减退和补充钙-维生素的需求[9]。需要进一步的研究来获得标准化的方案并重复这些结果。

在意外切除甲状旁腺或完全阻断甲状旁腺血流的情况下，通常建议将其自体移植到肌肉组织中，在移植区域它们将恢复血液供应和分泌功能。过去，有人建议系统性自体移植至少一枚甲状旁腺，以降低术后永久性甲状旁腺功能减退的风险[10]。然而，已经证明，正常甲状旁腺的自体移植不能避免术后永久性甲状旁腺功能减退，同时增加了暂时性术后甲状旁腺功能减退的发生率；因此，只有当腺体完全失去血液供应或完全切除时，才建议自体移植，如果甲状旁原位保留而不是自体移植，甲状旁腺功能可能会得到更好的保护[11]。

甲状旁腺自体移植的首选部位是胸锁乳突肌。移植技巧包括自体移植10~20个小的腺体碎片，将甲状旁腺组织与生理盐水混合而成的悬浮液进行肌内注射[12]。

15.3 患者和疾病相关风险因素

除了手术相关的术后甲状旁腺功能减退外，文献还报道了其他几个与个人和疾病相关的风险因素。荟萃分析[13]报道，女性和Graves病患者的暂时性低钙血症发生率明显更高。在个体研究的多变量分析中确定的其他潜在风险因素包括：甲状腺标本较重[14]和Graves病持续时间较长[15]。发现永久性术后甲状旁腺功能减退与晚期甲状腺癌进展相关[16]。

15.4 诊断

15.4.1 临床表现

术后甲状旁腺功能减退的临床表现取决于低钙血症的严重程度，因为血清游离钙降低会改变神经、认知、肌肉和心脏功能。症状范围从无症状或轻度障碍到支气管痉挛、喉痉挛、癫痫发作、手足抽搐和心律失常[17]。

在急性低钙血症中神经肌肉易激惹的症状最为常见。范围从轻度低钙血症时指尖、足趾和口周麻木和刺痛，到中度低钙血症的上下肢感觉异常，以及最严重的强直性肌肉痉挛，如腕关节痉挛或弥漫性强直。支气管痉挛和喉痉挛伴急性呼吸衰竭的情况很少发生。神经系统症状包括意识模糊、谵妄、癫痫发作和心脏异常，比如可能出现心电图 QT 间期延长和心律失常[18]。

Chvostek 征和 Trousseau 征可用于检测潜在的手足抽搐症。Chvostek 征是指敲击面神经后同侧面肌收缩，其敏感性和特异性较低；据报道，它存在于高达 10%～15% 的正常人中，而 29% 生化指标确诊的术后甲状旁腺功能减退的患者 Chvostek 征表现为阴性。Trousseau 征是指血压计高于收缩压充气几分钟引起腕痉挛（表现为手腕伸展、指间关节伸展、拇指内收）。过度通气和随后的代谢性碱中毒，增加钙与白蛋白的结合，减少可用的钙离子，通过加重症状来增加这种检测的敏感性。

15.4.2 生化检测

目前，已有一些机构和外科医生的研究报道了术后甲状旁腺功能减退的生化检测指标，包括钙离子和甲状旁腺激素的测量。

由于低钙离子水平是导致症状的主要因素，术后仅测量血清钙水平通常用于诊断术后甲状旁腺功能减退和预防症状性低钙血症。低钙血症通常被定义为血清钙水平低于机构实验室的正常下限[4]，通常为 8 mg/dl。一些作者建议使用血清钙水平的绝对值来定义低钙血症，而另一些作者则倾向于使用不同时间点钙测量值的下降趋势或变化率作为术后甲状旁腺功能减退的预测工具[19]。然而，由于测量不同时间点钙测量值的下降趋势通常需要在 24 h 甚至更长的时间内进行采样，并且术后血钙水平可能会因预防性补钙和服用骨化三醇或术前维生素 D 水平低而混淆，大多数作者强调了在甲状腺切除术后早期的不同时间点测量甲状旁腺激素的作用，甲状旁腺激素具有半衰期短（小于 5 分钟）的优点[20]。尽管在研究设计上存在差异，甲状旁腺激素测定方法和甲状旁腺激素采样时间存在差异，但所有研究都得出结论，术后甲状旁腺激素水平与低钙血症之间存在强烈相关性。目前仍然没有 100% 敏感性和 100% 特异性的方法定义甲状旁腺激素绝对水平或相对下降水平[21-24]。因此，目前早期预测术后甲状旁腺功能减退可靠的方法是测量甲状腺切除术后前 24 h 的血清甲状旁腺激素水平，可以帮助早期发现和治疗有潜在术后甲状旁腺功能减退风险的患者，有助于患者安全出院。美国甲状腺协会指出[4]，甲状旁腺激素水平 <15 pg/ml 通常可预测即将发生的低钙血症，需要预防性开具口服钙和骨化三醇和（或）连续测量血清钙，直到血钙处于相对稳定的水平。

15.5 术后甲状旁腺功能减退的处理

纠正术后甲状旁腺功能减退的目的是避免低钙血症引起的症状和并发症。目前提出了几个方案来指导术后补充钙和维生素 D。

当未检测甲状旁腺激素或血钙水平时，根据经验给予预防性口服补钙，同时可联合口服骨化三醇[25]。这种预防方法的优点是甲状腺切除术后出院快且方便；然而，它有不可忽视的风险，就是导致严重的高钙血症和潜在的肾损伤。因此需要对所有出院患者的药物减量过程进行生化监测，这影响了该策略的成本效益。

在早期/轻度低钙血症（血钙低于 8 mg/dl）和（或）甲状旁腺激素＜15 ng/L 的情况下，可考虑口服补钙（每日 1～3 g 碳酸钙）和骨化三醇（通常为 0.25～0.5 μg，每日 2 次）。如果口服钙和骨化三醇治疗后仍出现严重低钙血症症状，则静脉注射钙（1～2 g 葡萄糖酸钙）是提高血清钙的最快速但维持时间最短的方法。

钙和骨化三醇或其他维生素 D 代谢产物的口服剂量应通过最初每周检查血清钙，然后每 2～3 周或每月检查一次来个性化调整。一旦达到稳定的正常血钙水平并且血清磷酸盐正常化，剂量可以逐渐减少；如果在逐渐减少钙-维生素治疗剂量的同时出现低钙血症，则应重新开始之前的有效剂量。

15.6 术后甲状旁腺功能减退的长期治疗和并发症

出现术后长期甲状旁腺功能减退可能会对患者的生活质量产生重大影响。术后甲状旁腺功能减退的长期并发症不容忽视，包括肾结石、肾钙质沉着症、基底神经节钙化症、异位软组织钙化症、白内障和骨代谢的潜在缺陷[26]。

甲状旁腺功能减退患者的骨微结构异常，成骨细胞转换率低；事实上，即使矿物质含量和骨量逐渐增加，但骨骼硬度也会增加，这可能会增加骨折的风险。在存在高磷血症的前提下，治疗过程中的高钙血症导致出现高钙磷产物，易患钙化性疾病，包括血管钙化、基底节钙化和血栓形成。此外，肾脏出现异位钙化的可能会导致肾衰竭的风险增加[17]。

术后甲状旁腺功能减退的长期治疗目标是通过补充最少量的钙和维生素 D 将血钙水平维持在正常范围内，以减少治疗中的并发症，如高钙血症、高钙尿症、肾结石和肾钙质沉着症[4, 17]。术后甲状旁腺功能减退的慢性治疗需要口服钙和维生素 D。骨化三醇活性形式的维生素 D 对增加钙吸收至关重要，可以提高口服剂量的吸收率以减少钙的补充量。一些患者仅通过服用骨化三醇来维持正常的血钙水平。然而在某些情况下，通过钙和维生素 D 代谢产物的治疗也不能完全控制血钙的状态保持稳定。因此，研究者们发现了其他替代方法，包括 2015 年获得美国食品药品监督管理局（FDA）批准的重组人甲状旁腺激素的使用。随机Ⅲ期 REPLACE 试验[27]表明，有一半接受治疗的成年患者使用重组人甲状旁腺激素后减少了对钙和维生素 D 的补充需求，提高了生活质量，并对骨代谢产生了显著益处。对各种甲状旁腺激素片段和类似物的进一步研究正在进行中，以期证实其在临床实践中的应用。

15.7 总结

总之，接受双侧甲状腺手术的患者有术后甲状旁腺功能减退的风险，应在术后 24 h 内早期检测血清钙和甲状旁腺激素水平。

术中对甲状旁腺进行精细化处理并仔细保留其血供，可以最大限度地降低术后甲状旁腺功能减退的风险，尤其是减轻出现甲状旁腺功能减退症后补充钙和骨化三醇慢性治疗期间所产生的长期并发症。

（Maurizio Iacobone，Francesca Torresan 著　张　佩译）

参考文献

1. Clarke BL, Brown EM, Collins MT, et al. Epidemiology and diagnosis of hypoparathyroidism. J Clin Endocrinol Metab. 2016;101(6):2284–99.
2. Sitges-Serra A. Etiology and diagnosis of permanent hypoparathyroidism after total thyroidectomy. J Clin Med. 2021;10(3):543.
3. Mihai R, Thakker RV. Postsurgical hypoparathyroidism: current treatments and future prospects for parathyroid allotransplantation. Eur J Endocrinol. 2021;184(5):R165–75.
4. Orloff LA, Wiseman SM, Bernet VJ, et al. American Thyroid Association statement on postoperative hypoparathyroidism: diagnosis, prevention, and management in adults. Thyroid. 2018;28(7):830–41.
5. Nagel K, Hendricks A, Lenschow C, et al. Definition and diagnosis of postsurgical hypoparathyroidism after thyroid surgery: meta-analysis. BJS Open. 2022;6(5):zrac102.
6. Mehanna HM, Jain A, Randeva H, et al. Postoperative hypocalcemia – the difference a definition makes. Head Neck. 2010;32(3):279–83.
7. Akerström G, Malmaeus J, Bergström R. Surgical anatomy of human parathyroid glands. Surgery. 1984;95(1):14–21.
8. Lappas D, Noussios G, Anagnostis P, et al. Location, number and morphology of parathyroid glands: results from a large anatomical series. Anat Sci Int. 2012;87(3):160–4.
9. Vidal Fortuny J, Sadowski SM, Belfontali V, et al. Randomized clinical trial of intraoperative parathyroid gland angiography with indocyanine green fluorescence predicting parathyroid function after thyroid surgery. Br J Surg. 2018;105(4):350–7.
10. Wells SA Jr, Gunnells JC, Shelburne JD, et al. Transplantation of the parathyroid glands in man: clinical indications and results. Surgery. 1975;78(1):34–44.
11. Lorente-Poch L, Sancho JJ, Ruiz S, Sitges-Serra A. Importance of in situ preservation of parathyroid glands during total thyroidectomy. Br J Surg. 2015;102(4):359–67.
12. Hicks G, George R, Sywak M. Short and long-term impact of parathyroid autotransplantation on parathyroid function after total thyroidectomy. Gland Surg. 2017;6(Suppl 1):S75–85.
13. Edafe O, Antakia R, Laskar N, et al. Systematic review and meta-analysis of predictors of post-thyroidectomy hypocalcaemia. Br J Surg. 2014;101(4):307–20.
14. Hallgrimsson P, Nordenström E, Almquist M, Bergenfelz AO. Risk factors for medically treated hypocalcemia after surgery for graves' disease: a Swedish multicenter study of 1,157 patients. World J Surg. 2012;36(8):1933–42.
15. Erbil Y, Ozbey NC, Sari S, et al. Determinants of postoperative hypocalcemia in vitamin D-deficient graves' patients after total thyroidectomy. Am J Surg. 2011;201(5):685–91.
16. Burge MR, Zeise TM, Johnsen MW, et al. Risks of complication following thyroidectomy. J Gen Intern Med. 1998;13(1):24–31.
17. Shoback DM, Bilezikian JP, Costa AG, et al. Presentation of hypoparathyroidism: etiologies and clinical features. J Clin Endocrinol Metab. 2016;101(6):2300–12.
18. Cooper MS, Gittoes NJ. Diagnosis and management of hypocalcaemia. BMJ. 2008;336:1298–302.
19. Nahas ZS, Farrag TY, Lin FR, et al. A safe and cost-effective short hospital stay protocol to identify patients at low risk for the development of significant hypocalcemia after total thyroidectomy. Laryngoscope. 2006;116(6):906–10.

20. Grodski S, Serpell J. Evidence for the role of perioperative PTH measurement after total thyroidectomy as a predictor of hypocalcemia. World J Surg. 2008;32(7):1367–73.
21. Richards ML, Bingener-Casey J, Pierce D, et al. Intraoperative parathyroid hormone assay: an accurate predictor of symptomatic hypocalcemia following thyroidectomy. Arch Surg. 2003;138(6):632–6.
22. McLeod IK, Arciero C, Noordzij JP, et al. The use of rapid parathyroid hormone assay in predicting postoperative hypocalcemia after total or completion thyroidectomy. Thyroid. 2006;16(3):259–65.
23. Lombardi CP, Raffaelli M, Princi P, et al. Early prediction of postthyroidectomy hypocalcemia by one single iPTH measurement. Surgery. 2004;136(6):1236–41.
24. Lombardi CP, Raffaelli M, Princi P, et al. Parathyroid hormone levels 4 hours after surgery do not accurately predict post-thyroidectomy hypocalcemia. Surgery. 2006;140(6):1016–25.
25. Wang TS, Cheung K, Roman SA, Sosa JA. To supplement or not to supplement: a cost-utility analysis of calcium and vitamin D repletion in patients after thyroidectomy. Ann Surg Oncol. 2011;18(5):1293–9.
26. Bilezikian JP. Hypoparathyroidism. J Clin Endocrinol Metab. 2020;105(6):1722–36.
27. Mannstadt M, Clarke BL, Vokes T, et al. Efficacy and safety of recombinant human parathyroid hormone (1–84) in hypoparathyroidism (REPLACE): a double-blind, placebo-controlled, randomised, phase 3 study. Lancet Diabetes Endocrinol. 2013;1(4):275–83.

第16章 喉神经麻痹

16.1 喉神经的应用解剖

迷走神经（vagus nerve，VN）从颅骨顶部通过颈静脉孔穿出，沿着颈动脉鞘下降，走行于颈内动脉（internal carotid artery，ICA）与颈内静脉（internal jugular vein，IJV）之间的内侧，随后走行于IJV与ICA之间的后方。

VN在颈部的分支包括喉上神经（superior laryngeal nerve，SLN）和喉下神经，后者也称喉返神经（recurrent laryngeal nerve，RLN）。SLN起源于结状神经节，结状神经节位于颈静脉孔下方3~4 cm处，它向内侧下降至ICA，并继续走行1.5~2 cm后与颈外动脉伴行。SLN包括两个分支：内支和外支，内支支配咽喉部感觉，而外支支配环甲肌，其主要功能是紧张声带，主管声音基频。此外，它在声门关闭反射中发挥作用，防止误吸。SLN的解剖结构极为多变，Cernea等提出SLN根据解剖变异分类最为经典：最常见的是1型，即SLN在甲状腺上极上方1 cm以外穿过甲状腺上血管；2A型和2B型，前者是在甲状腺上极上方1 cm以内穿过甲状腺上极血管，而后者是在甲状腺上极与甲状腺上血管相交处穿过。

RLNs起源于主动脉弓前部的VN。在胚胎发育期，由于心脏和大血管不断向尾侧迁移，颈部向前延伸，RLNs被主动脉弓向下牵拉，右侧RLNs绕过锁骨下动脉，向上向内走行于气管-食管沟，它沿气管-食管沟继续上行5~6 cm；与左RLNs相比（从矢状面看）右侧RLNs呈更倾斜的角度继续上行[3]。RLNs向上前行，在进入喉部之前，位于气管和甲状腺之间，左RLNs在绕过主动脉弓之前，先经过主动脉弓前部，然后向上向内走行于气管-食管沟。

RLNs在甲状软骨下方、咽下缩肌下缘、环甲关节后方入喉（图16.1a，b）。RLNs通常走行于甲状腺中静脉和环甲关节的后方。

RLNs与甲状腺下动脉（inferior thyroid artery，ITA）的关系较为多变，也是重要的解剖标志。在左侧，52.1%的喉返神经主干位于ITA的后方，13.7%位于ITA前方，25.4%可能穿过ITA分支之间。而在右侧，23%的喉返神经主干位于ITA的前方，25.5%位于其后方，36.5%位于其分支之间[3]。若ITA起源于主动脉弓发出的右锁骨下动脉，也称右迷走锁骨下动脉，与右侧存在喉不返神经（non-recurrent inferior laryngeal nerve，NR-ILN）有关（图16.1c）。据报道，这种罕见的解剖变异发生率为0.3%~0.8%，左侧NR-ILN发生率为0.004%，并且通常与右侧主动脉弓和内脏反位有关。NR-ILN在术前可通过床旁超声发现右锁骨下动脉变异[4]。

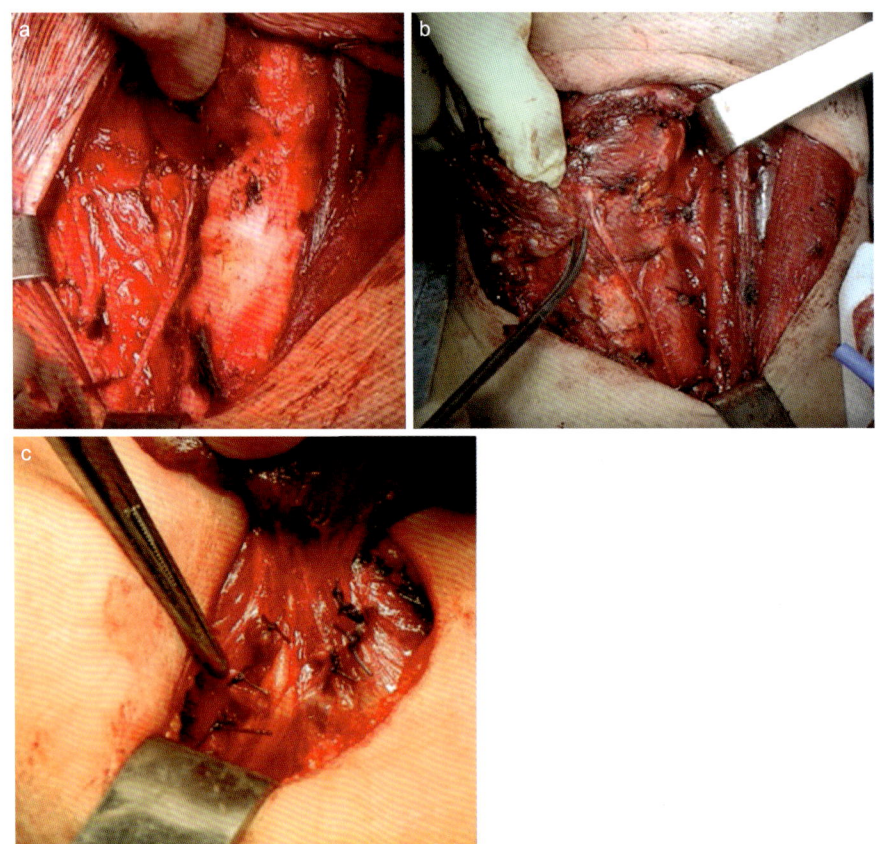

图 16.1 （a，b）喉返神经（a 右 RLN，b 左 RLN）的术中视图，在整个颈部走行，直至进入喉部。（c）右侧喉不返神经（起源于颈部水平的迷走神经）

起源于上颈交感神经节的神经纤维与喉返神经相连，并发育成粗大的交感神经-喉返神经袢（sympathetic-inferior laryngeal anastomotic branch，SILAB）。SILAB 通常很细，但有时与 RLNs 具有相同的直径，并被误认为是喉不返神经（NR-ILN）（图 16.2a），这解释了同一患者被报道有 RLN 与 NR-ILN 共存的现象[5]。临床研究发现 1.5% 右侧 RLNs 和解剖学研究发现 17% 的病例中均有与 RLN 直径相同的粗大的 SILAB（图 16.2b），NR-ILN 可能通过粗大的 SILAB 与交感神经链相连，类似正常的 RLN。

对上述解剖变异的准确了解才能在术中正确识别上述结构，这对预防 RLN 损伤至关重要。

16.2 喉神经损伤的病因、患病率和危险因素

术后 RLN 损伤分为暂时性和永久性的损伤，后者是指术后 6~12 个月内声带功能尚未恢复。甲状腺切除术后 RLN 损伤的发生率变化很大，受基于常规或选择性（在有症状的情况下）喉镜检查评估、患者选择和手术经验的影响。据报告，暂时性声带麻痹发生率为 1.4%~13.1%，永久性声带麻痹发生率为 0.4%~3.5%[7]。

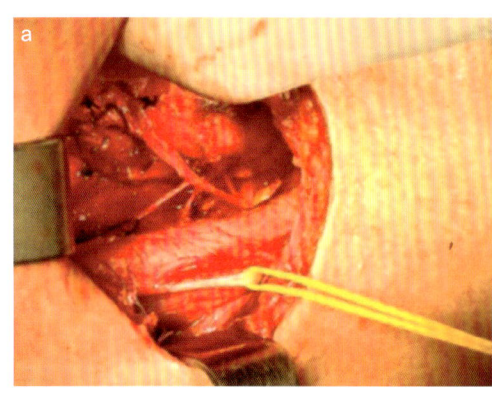 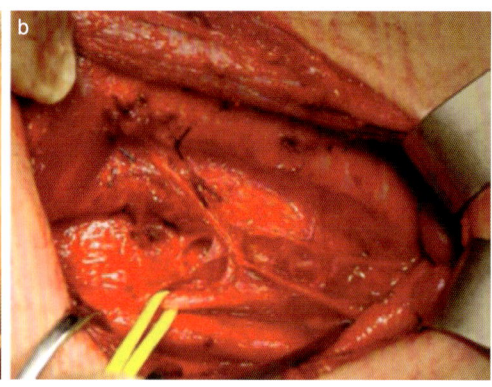

图 16.2 （a）粗大的交感神经-喉返神经袢（SILAB）类似喉不返神经（NR-ILN）。沿着其走行全程可确认它并非起源于迷走神经。（b）若没有追溯到起始部，连接 NR-ILN 与交感神经链（星状神经节）的粗大 SILAB，可能被误判为正常喉返神经

SLN 损伤可能发生在解剖甲状腺上极的过程中。迄今为止，喉上神经分支损伤的发生率仍未知。实际上，这种损伤也极其常见，主要取决于诊疗技术：若喉镜检查和临床声学评估，声带麻痹发生率为 0%～6%；若用更准确的检查如喉肌神经电图来评估，声带麻痹发生率更高（高达 58%）[8]。

疾病和患者相关因素（即再次手术、胸骨后甲状腺肿、慢性甲状腺炎或 Graves 病、有腺外侵犯的甲状腺癌和气管旁淋巴结清扫术、老年、吸烟、糖尿病、细小的 RLN）以及手术经验不足也是 RLN 损伤的风险因素。

喉返神经损伤的性质不同，恢复的时间不同。可能导致神经损伤的原因包括拉伸、压迫、电热伤和横断伤。神经失用症为神经传导的暂时阻断，通常在几周内自行恢复。轴突断裂是髓鞘损伤，尽管此时神经外观是完整的。由于轴突再生是自发的，因此产生的声带肌收缩和发音质量可能较差。神经断裂伤为神经内膜、神经束膜和（或）神经外膜的断裂。在这种情况下，神经再生质量低，声带肌收缩差甚至缺失。尽管在外观上神经完整，但轴突再生是一个极其缓慢的过程，并且在 12 个月后才能确定。如果神经鞘膜断裂或神经明显断裂，轴突再生是不确定的，并且再生的轴突质量较差。值得注意的是，其中 11% 的患者是由于气管内插管导致的杓状软骨脱位，从而导致杓状软骨运动受限和声带运动障碍[9]。

16.3 喉神经麻痹的临床表现与诊断

SLN 的外支支配环甲肌，主要功能是紧张声带，并与环杓侧肌一起调节声带。SLN 损伤在临床上较为轻微，往往难以发现。说话时声音仅受轻微影响，而唱歌时声音明显受影响。具体而言，声音微弱、单调、喘息声明显，努力提高声音后仍说话减弱且高音无法发出[10]。

单侧 RLN 麻痹的临床表现为声音微弱、气息声、声带投射力和发音时间减少、声音嘶哑和发音困难。吞咽时有时会发生误吸（特别是饮用液体），但很少与吸入性肺炎相关。

患者可能无法做 Valsalva 动作。喉痉挛可能由于声门和声门上的结构突然、强力对抗而发生，通常在手术后数周出现。

双侧 RLN 麻痹表现为吸气时声带内收，导致气道阻塞，出现重度呼吸困难和失音，需要紧急气管切开术或气管插管。喉麻痹还可能损害其他需要紧闭声门的功能，如咳嗽和举重物时的胸内压稳定。随着时间的推移，喉麻痹常因瘫痪侧声带运动恢复、对侧声带代偿功能增强或声带向中线移动而改善。

声嘶可通过视频喉镜检查喉部评估声带的位置和动度。喉镜检查可发现瘫痪声带逐渐向中线和旁正中位逐渐偏移。一般来说，声嘶症状与瘫痪声带距中线的距离直接相关。发音时，声门不能完全闭合，声音会变得微弱；当声门裂较大时，声音会出现气息声或失音。

喉肌电图对于区分神经功能受损与结构性瘫痪、评估喉内肌肉的电活动以及预测哪些患者在神经损伤后声带运动能否恢复是非常有价值的诊疗手段[11]。

16.4 喉神经损伤预防和管理

在既往有颈部手术史或临床检查提示声音异常的情况下，术前必须进行喉镜检查，以检测既往的喉功能状态。其他情况下，建议常规行术前喉部检查。大约 20% 的患者出现声音和吞咽障碍，但没有 RLN 神经损伤的证据。据报道，年龄＞50 岁是喉神经损伤独立危险因素[12]。

甲状腺切除术常规识别和解剖 RLN 是预防喉神经损伤的金标准。细致的解剖技术、适度牵引、合理止血技术和正确的神经暴露对于保护神经功能至关重要。

间断或连续术中神经监测（IONM）已得到广泛研究，以评估手术期间的 RLN 功能完整性，但它不应取代精细的外科技术、丰富的 RLN 及其变异的解剖知识[13]。在甲状腺癌手术中，对于局部晚期甲状腺癌或伴有中央区淋巴结大量转移的患者，在二次手术和既往有声带麻痹的情况下，推荐使用 IONM。然而，尽管并非所有指南都常规推荐使用 IONM，但在所有甲状腺手术中，它都是一个有价值的辅助工具，因为复杂的解剖结构和困难的解剖操作无法在所有情况下准确识别 RLN。因此 IONM 可以作为确认 RLN 的可视化识别工具，并为外科医生提供指导。IONM 有助于识别变异的神经，特别是存在喉外分支的情况下需要区分运动纤维和感觉纤维。IONM 可用于准确预测术后声带运动功能。在 Schneider 等的回顾研究[14]中，对于间歇和连续 IONM，神经监测信号丧失（loss of neuromonitoring signal，LOS）和早期声带麻痹（early vocal fold paralysis，VFP）的阴性预测值分别为 97.3%～99.8% 和 99.8%～100%，而阳性预测值分别为 37.8%～80.5% 和 47.6%～88.2%。LOS 通常分为：Ⅰ型节段性 LOS，具有明确的损伤点；或Ⅱ型全局性 LOS，其损伤程度无法确定。尽管 IONM 在术后第一天可以相当准确地预测暂时性 VFP，但在没有术中意外或计划性切断情况下，转变为永久性（术后 6～12 个月）声带麻痹的机制尚不清楚。

最近的研究表明，在术后第 15 天通过纤维喉镜检查发现，保留有杓状软骨运动功能的Ⅱ型 LOS 与声带运动功能的恢复有关[15]。

应对所有接受甲状腺手术的患者进行术后喉镜检查（图 16.3）。

VFP 和发音困难的患者最好由耳鼻喉科医生和言语治疗师组成的团队共同进行治疗。他们可以识别和消除不良行为，也能实施可能有益的补偿治疗策略。早期的语音治疗可能

第 16 章 喉神经麻痹

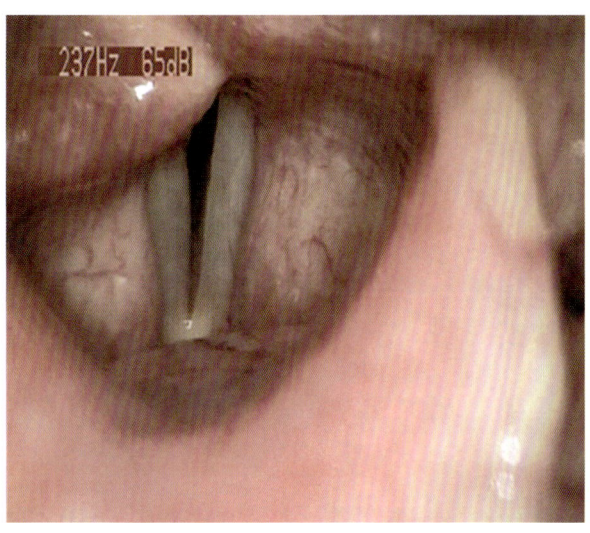

图 16.3　右侧声带旁正中位麻痹

会显著改善发声功能[16]。此外，在早期阶段使用类固醇激素[17]和复合维生素 B 治疗可能有效。

尽管 VFP 本质上是一种功能低下的疾病，但患者可能会表现出一种代偿性的过度功能行为，如肌肉紧张性发音障碍[18]。VFP 导致声门闭合不全，声门下压力降低，并在吞咽过程中气道保护减少，这可能导致误吸，可以通过病史或吸入性肺炎的发展来确定。这种情况可以通过纤维内窥镜或上消化道造影来评估。吞咽治疗通常包括在患者用餐时的临床观察以及学习安全性吞咽的技巧。这些技巧可能包括头部倾斜、下颏内收、用力吞咽和声门上吞咽技术。

当语音治疗没有疗效时，特别是当声门裂较宽且声带固定在外展位或中间位时，可能需要行喉成形术。此手术是将一种填充材料注入真声带中，尝试使声带边缘内移。已批准的注射材料包括透明质酸、羧甲基纤维素和羟基磷灰石钙。此外，注射喉成形术还可以使用离心自体脂肪进行，这降低了合成材料引起的过敏反应和局部肉芽肿的风险[19]（图 16.4）。

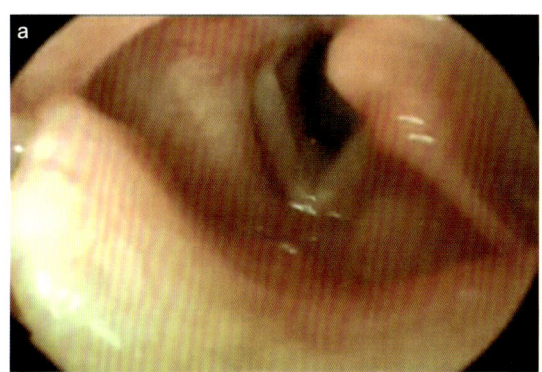 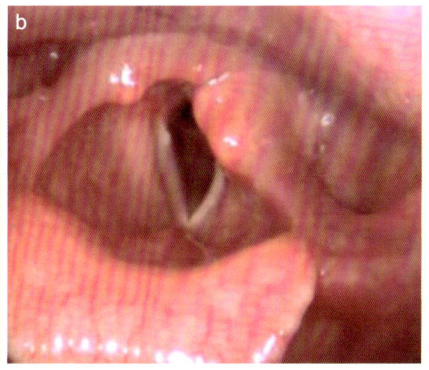

图 16.4　（a）自体脂肪注射后 3 个月喉镜检查。（b）自体脂肪注射后 6 个月喉镜检查

对于断裂、撕脱或无功能的喉返神经麻痹的声带可进行神经再支配移植，术中采取端端吻合直接修复，即使不会恢复正常运动，但通常会使声带固定在有利的中间位或旁中位。神经再支配的声带通常向中间位固定。这种情况描述为协同收缩，即内收肌和外展肌同时收缩。然而，在神经再支配出现极端错误情况下，声带可能会发生矛盾运动。最常见的神经再支配是单侧神经性喉返神经损伤。因此，在预估有神经损伤或无法避免神经损伤的情况下，可以在术中应用神经再生技术[20]。

此外，颈袢与喉返神经吻合术是一种成熟的技术，用于重建被肿瘤包裹的RLN。进行此类吻合需要远端有RLN残端和颈袢，应游离神经两端、8-0尼龙线无张力吻合，并在吻合口周围缝合2~4针。选择此类吻合，需要6~12个月恢复。

双侧声带麻痹（bilateral vocal fold immobility，BVFI）与单侧声带功能障碍不同，重点在于它对呼吸的影响大于对发音的影响。在甲状腺切除术中，大多数情况下RLN损伤是神经性的，进而导致双侧RLN损伤。双侧RLN损伤将导致双侧声带弛缓性麻痹。此外，气管插管和手术后会出现一定程度的喉水肿。尤其当声带固定在中间位或旁正中位时，以上情况叠加起来可能会导致呼吸困难。当发生BVFI时，如果声带处于内收位置，通常患者在术后醒来时可出现急性、持续性且较严重吸气性喘鸣，呼吸功增加，甚至呼吸衰竭。这些患者通常需要紧急气道管理，包括插管或气管切开。重新插管后，至少使用24~48 h的高剂量皮质类固醇激素治疗，随后进行喉镜检查重新评估[21]。

在某些情况下，如果症状轻微，患者可以在完全醒来并能够更好地控制呼吸之前接受正压通气。可通过直接或间接喉镜检查在现场确认BVFI。其他患者可能在术后常规随访时出现症状，或因为出现吸气性发音困难或劳累性呼吸困难而被诊断出来。

BVFI的治疗应根据患者的症状和预后进行。除非被切断，否则RLN在未来6~12个月内均具有恢复的潜力。因此，症状轻微的患者应选择随访观察。在等待神经恢复期间，对于永久性或暂时性声带麻痹的患者，气管切开术是一个可接受的治疗方案。声带或杓状软骨侧移（或侧固定）是暂时性BVFI扩大气道的可行方法。更确定的手术方案包括Crumley描述的杓状软骨切除术[22]。该手术试图通过切除杓状软骨声带突扩大声门后区（呼吸区）来改善气道大小，同时保留声带肌及附着声韧带。Kashima描述的声带横断切开术[23]是在声带前联合处横向切开，而不暴露软骨。目前，新的治疗方法方兴未艾，包括声带肌注射肉毒杆菌毒素、选择性双侧喉返神经再支配和喉部起搏，但证据尚不充分，需要更进一步的研究[24]。

16.5　总结

喉神经麻痹是甲状腺手术中最常见的并发症之一。预防喉神经麻痹需要深厚的解剖学知识、熟练的手术技巧、细致的解剖操作，尽可能结合术中神经监测。然而，如果不幸发生喉神经麻痹，需要向患者提供合理可行的治疗方案，并进行多学科的综合管理，包括耳鼻喉科医生和语言治疗师的共同参与，以确保患者得到最佳的康复和治疗。

（Carmela De Crea，Giuseppe Marincola，Lucia D'Alatri，Francesco Pennestrì，Priscilla Francesca Procopio，Pierpaolo Gallucci，Luca Revelli，Rocco Bellantone，Marco Raffaelli 著　刘　虹 译）

参考文献

1. Droulias C, Tzinas S, Harlaftis N, et al. The superior laryngeal nerve. Am Surg. 1976;42(9):635–8.
2. Cernea CR, Ferraz AR, Nishio S, et al. Surgical anatomy of the external branch of the superior laryngeal nerve. Head Neck. 1992;14(5):380–3.
3. Haller JM, Iwanik M, Shen FH. Clinically relevant anatomy of recurrent laryngeal nerve. Spine (Phila Pa 1976). 2012;37(2):97–100.
4. Citton M, Viel G, Iacobone M. Neck ultrasonography for detection of non-recurrent laryngeal nerve. Gland Surg. 2016;5(6):583–90.
5. Raffaelli M, Iacobone M, Henry JF. The "false" nonrecurrent inferior laryngeal nerve. Surgery. 2000;128(6):1082–7.
6. Maranillo E, Vazquez T, Quer M, et al. Potential structures that could be confused with a nonrecurrent inferior laryngeal nerve: an anatomic study. Laryngoscope. 2008;118(1):56–60.
7. Jeannon JP, Orabi AA, Bruch GA, et al. Diagnosis of recurrent laryngeal nerve palsy after thyroidectomy: a systematic review. Int J Clin Pract. 2009;63(4):624–9.
8. Bellantone R, Boscherini M, Lombardi CP, et al. Is the identification of the external branch of the superior laryngeal nerve mandatory in thyroid operation? Results of a prospective randomized study. Surgery. 2001;130(6):1055–9.
9. Xu W, Han D, Hu R, et al. Characteristics of vocal fold immobility following endotracheal intubation. Ann Otol Rhinol Laryngol. 2012;121(10):689–94.
10. Potenza AS, Araujo Filho VJF, Cernea CR. Injury of the external branch of the superior laryngeal nerve in thyroid surgery. Gland Surg. 2017;6(5):552–62.
11. Meyer TK, Hillel AD. Is laryngeal electromyography useful in the diagnosis and management of vocal fold paresis/paralysis? Laryngoscope. 2011;121(2):234–5.
12. Sahli Z, Canner JK, Najjar O, et al. Association between age and patient-reported changes in voice and swallowing after thyroidectomy. Laryngoscope. 2019;129(2):519–24.
13. Lombardi CP, Carnassale G, Damiani G, et al. "The final countdown": is intraoperative, intermittent neuromonitoring really useful in preventing permanent nerve palsy? Evidence from a meta-analysis Surgery. 2016;160(6):1693–706.
14. Schneider R, Machens A, Lorenz K, Dralle H. Intraoperative nerve monitoring in thyroid surgery – shifting current paradigms. Gland Surg. 2020;9(Suppl 2):S120–8.
15. Revelli L, Gallucci P, Marchese MR, et al. Is there any reliable predictor of functional recovery following post-thyroidectomy vocal fold paralysis? World J Surg. 2023;47(2):429–36.
16. D'Alatri L, Galla S, Rigante M, et al. Role of early voice therapy in patients affected by unilateral vocal fold paralysis. J Laryngol Otol. 2008;122(9):936–41.
17. Chandrasekhar SS, Randolph GW, Seidman MD, et al. Clinical practice guideline: improving voice outcomes after thyroid surgery. Otolaryngol Head Neck Surg. 2013;148(6 Suppl):S1–37.
18. Miller S. Voice therapy for vocal fold paralysis. Otolaryngol Clin N Am. 2004;37(1):105–19.
19. Ricci Maccarini A, Stacchini M, Mozzanica F, et al. Efficacy of trans-nasal fiberendoscopic injection laryngoplasty with centrifuged autologous fat in the treatment of glottic insufficiency due to unilateral vocal fold paralysis. Acta Otorhinolaryngol Ital. 2018;38(3):204–13.
20. Simó R, Nixon IJ, Rovira A, et al. Immediate intraoperative repair of the recurrent laryngeal nerve in thyroid surgery. Laryngoscope. 2021;131(6):1429–35.
21. Salik I, Winters R. Bilateral vocal cord paralysis. In: StatPearls. Treasure Island. FL: StatPearls Publishing; 2022. https://www.ncbi.nlm.nih.gov/books/NBK560852.
22. Crumley RL. Endoscopic laser medial arytenoidectomy for airway management in bilateral laryngeal paralysis. Ann Otol Rhinol Laryngol. 1993;102(2):81–4.
23. Kashima HK. Bilateral vocal fold motion impairment: pathophysiology and management by transverse cordotomy. Ann Otol Rhinol Laryngol. 1991;100(9 Pt 1):717–21.
24. Ekbom DC, Garrett CG, Yung KC, et al. Botulinum toxin injections for new onset bilateral vocal fold motion impairment in adults. Laryngoscope. 2010;120(4):758–63.

第17章 颈部血肿及切口并发症

17.1 引言

虽然甲状腺手术是一种相对安全的手术,但也可能出现一些术后并发症,包括术后颈部血肿、切口感染、低钙血症,甚至声带麻痹。术后出血是甲状腺手术常见的并发症,其发生率为0.45%~6.5%[1,2]。出血引起的血肿形成可能造成气道阻塞、呼吸窘迫,甚至窒息导致死亡,通常需要即刻床旁处理[3,4]。近年来,随着双极电凝、超声刀和能量装置等新器械的发展,甲状腺手术变得更加精细化,并且由于住院时间短、住院成本低,门诊开展的甲状腺手术亦越来越多[5]。然而,术后颈部血肿仍然是一种潜在的危及生命的并发症,也是甲状腺手术后患者需要住院过夜进行监护的主要原因。

17.2 血肿的危险因素

出血通常是因为主要动脉蒂上的结扎滑脱、腺体断面或损伤的肌肉出血以及颈静脉损伤,一般发生在干呕、呕吐、突然活动、做瓦尔萨尔瓦(Valsalva)动作或康复期间血压升高时。

发生术后出血时,如果带状肌缝合紧密、没有任何间隙,皮下可能无法观察到血肿,因此通常不建议将带状肌紧密缝合。血凝块有时会分布在带状肌下方颈部深层间隙的气管周围区域,此处空间狭小,血凝块形成易导致气管压迫,进而快速引起气道完全梗阻。此外,静脉和淋巴引流中断引起的喉咽水肿亦导致喉入口阻塞风险增加。出血的高危因素包括男性、年龄、Graves病、高血压、抗血栓药物使用、下级医院甲状腺手术史、既往甲状腺手术史、双侧甲状腺切除术和颈部淋巴结清扫术[6,7]。

17.3 血肿的识别

及时识别颈部血肿可以避免后续发生严重的并发症,因此医务人员应警惕相应的临床症状,如呼吸窘迫、疼痛、颈部有压迫感或吞咽困难;同时也应警惕一些临床征象,包括进行性颈部肿胀、切口出血、呼吸困难或嘶鸣、引流量显著增加。术后监护至少应包括:切口检查、早期预警评分(early warning score,EWS;包括呼吸频率、心率、血压、体温、动脉氧饱和度、格拉斯哥昏迷评分)、疼痛评分,以及对轻微体征的及时察觉(激动、焦虑、呼吸困难/不适)[8]。为了帮助临床工作者早期识别颈部血肿,人们提出了首字母缩写为"DESATS"的评估系统，包括：吞咽困难/不适（difficulty swallowing/discomfort），EWS 或国家 EWS 指数（NEWS）增加，肿胀（swelling），焦虑（anxiety），呼吸急促/呼吸困难（tachypnea/difficulty breathing），喘鸣（stridor）。此系统作为一种辅助识别工具，支持早期识别潜在术后血肿的患者，逐渐被推荐用于甲状腺手术后常规观察内容[8]。带状肌的浅表出血不会伴随深部血肿形成，因而喉部黏膜的变色是带状肌深层出血的迹象，暂时性声带麻痹通常在血肿清除后消失[9]。由于出血点的再结扎可能会损伤喉返神经，血肿清除后应检查声带运动。

出血和随后的血肿最常发生在甲状腺手术后 24 h 内，大约一半发生在术后 6 h 内[8]。因此，术后 6 h 内应至少每小时对患者进行一次常规巡视。在最初的 6 h 后，巡视频率可以根据不同患者的个人风险和医院规定进行调整。虽然有几例甲状腺手术后出现血肿的报告发生在 24 h 后，但这种情况极其罕见。患者通常在手术后一天出院。

17.4　血肿的管理

一旦怀疑颈部血肿形成应立即开始治疗，在给予吸氧的同时临床评估病情进展，判断是否应行血肿清除或气管插管。出现气道损伤的征象（动脉血氧饱和度下降、呼吸困难、嘶鸣、呼吸急促）或担心颈部血肿迅速扩散引起病情恶化时需尽快于床旁或至手术室清除血肿，最新指南建议采用 SCOOP 法：暴露术区（skin exposure），拆除缝线（cut sutures），敞开皮肤（open skin），敞开肌肉（open muscles），包扎切口（pack wound）[11]。紧急解除气道压迫症状后再重新仔细检查手术部位，大量灌洗，清除血凝块，确定出血点，据报道只有 73% 的患者在探查中发现了出血点。根据探查情况放置引流管或负压引流器。如果存在非压迫性血肿，可以通过简单的针吸来减压。在所有情况下都应监测血肿是否复发。可静脉注射地塞米松和氨甲环酸，地塞米松可改善上呼吸道阻塞和水肿，氨甲环酸可减少出血。如果行血肿清除后患者状态仍不稳定，气道压迫无法解除和（或）病情进一步恶化，则需行气管插管。由于会厌、咽壁和声带的严重水肿，再探查期间的气管插管通常较为困难，有时在血肿清除减压后插管就会成功。在患者无法插管、无法吸氧的情况下，应行环甲状软骨切开术或紧急气管切开术。

血肿后气道并发症常见于老年患者及甲状腺肿较大、术前有气管压迫者。

预防甲状腺切除术后出血和血肿形成，应从术前控制甲状腺功能亢进开始，术中保证严格细致地止血，手术完成后配合麻醉师采用 Valsalva 手法检查出血。术中缝合带状肌时应在下方预留间隙，使血液从相对封闭的气管旁间隙进入颈阔肌下间隙从而易于被观察到。由于颈前静脉的损伤可能会导致后期出血，因此在颈阔肌下平面操作时应仔细解剖。除此以外，术后及时恢复使用降压药物亦非常重要，平稳的拔管和避免咳嗽可减少血管结扎线滑脱的风险。而 Cochrane 数据库的荟萃分析证明，甲状腺切除术后颈部间隙的引流对于预防术后血肿形成是无效的[12]。

甲状腺手术后的术区感染（surgical site infection，SSI）并不常见，绝大多数甲状腺切除术被归类为清洁手术。事实上，甲状腺手术后发生 SSI 的概率为 0.3%～2.9%，但对患者来说，SSI 可能导致严重后果，如产生额外的医疗费用及发生相关并发症[13]。

SSI 的临床表现包括伤口蜂窝织炎（口服抗生素治疗）或感染引起的血清肿（需要充分引流，根据细菌培养结果静脉使用抗生素）。手术时间较长、术后留置引流管、出血导致二次手术和术中行淋巴结清扫均可增加 SSI 的发生风险[14]。由于甲状腺手术后 SSI 发生率低，一般不推荐术前预防性使用抗生素[15]。目前尚不清楚是否存在某一类 SSI 高危患者可以考虑预防性使用抗生素。接受淋巴结清扫和因出血而再次手术的患者发生 SSI 的风险增加[16]。一些研究表明，在甲状腺手术中留置引流管与高 SSI 发生率、住院时间延长和高疼痛评分相关[17]。

SSI 是因颈部肿瘤行改良根治性颈部淋巴结清扫术患者的主要术后并发症，发生率为 13%~20%[18]。其发生原因尚不清楚，可能与手术时间较长或淋巴结清扫本身有关，因为淋巴结清扫可能会破坏免疫系统，减少局部感染屏障。在甲状腺疾病的手术中，留置引流管和淋巴结清扫与 SSI 独立相关。具有这两种危险因素的患者可考虑划分到预防性使用抗生素的亚组[6]。

在意大利，甲状腺手术预防性使用抗生素占比为 38.7%[19]，而在意大利以外的地区，预防性使用抗生素的比例要低得多。在英国进行的一项调查中，只有 9% 的患者常规预防性使用抗生素，16% 的患者视情况而定，而 75% 的患者没有预防性使用抗生素[20]。

最近的一项荟萃分析通过整合 9 项研究（4 项 RCT 研究和 5 项 nRCT 研究，这些研究报道了预防性使用抗生素的患者术后 SSI 的发生率）的结果，探讨甲状腺和甲状旁腺手术中预防性使用抗生素的有效性。这是迄今为止关于这一主题的最大的荟萃分析，共纳入 8170 个病例。甲状腺和甲状旁腺手术术后 SSI 的总发生率为 1.5%（试验组为 0.6%，对照组为 2.4%）。荟萃分析显示，预防性使用抗生素和未预防性使用抗生素的患者术后 SSI 的发生率没有显著差异。这些结果并不支持在甲状腺手术中常规预防性使用抗生素。此结论与最新的 SSI 指南一致，即在清洁颈部手术中，常规预防性使用抗生素并不能降低 SSI 的风险[21]。

多项研究的结果表明，甲状腺手术中的感染率为 1%，而预防性使用抗生素并不能降低这一比率。同一中心集中发生多例感染则是潜在的值得关注的问题[19]。

严重的 SSI 通常与 A 组链球菌（group A streptococcus，GAS）相关，此类感染严重时可发展为坏死性筋膜炎。文献中对甲状腺切除术后 GAS SSI 的报道很少[22]。

甲状腺手术后早期高热和手术部位红斑可能是 GAS 感染的迹象，继续发展可能向下蔓延导致坏死性纵隔炎，危及患者生命。约 3% 的产后感染和 1% 的 SSI 是由 GAS 所致[23]。一旦怀疑 GAS 感染，应行计算机断层扫描辅助早期诊断并立即治疗，包括开放手术切口、灌洗以及至关重要的抗生素治疗（静脉注射青霉素和克林霉素）。如果上述治疗效果不佳，应考虑留置颈部负压引流[24]。据报道，许多 GAS SSI 病例并发脓毒性休克和死亡，因此在甲状腺切除术后早期识别和正确治疗 GAS SSI 非常重要。目前暂无关于甲状腺切除术后坏死性软组织感染的手术方法的相关文献[25]。GAS 常无症状定植在身体的不同部位，包括皮肤、咽、阴道和肛门[26]。成人无症状 GAS 定植率为 2%~8%。

（Paolo Carcoforo, Maria Grazia Sibilla, Margherita Koleva Radica 著　敬　然 译）

参考文献

1. Doran HE, Wiseman SM, Palazzo FF, et al. Post-thyroidectomy bleeding: analysis of risk factors from a national registry. Br J Surg. 2021;108(7):851–7.
2. Calò PG, Pisano G, Piga G, et al. Postoperative hematomas after thyroid surgery. Incidence and risks factors in our experience. Ann Ital Chir. 2010;81(5):343–7.
3. Farooq MS, Nouraei R, Kaddour H, Saharay M. Patterns, timing and consequences of post-thyroidectomy haemorrhage. Ann R Coll Surg Engl. 2017;99(1):60–2.
4. Edafe O, Cochrane E, Balasubramanian SP. Reoperation for bleeding after thyroid and parathyroid surgery: incidence, risk factors, prevention, and management. World J Surg. 2020;44(4):1156–62.
5. Sun GH, DeMonner S, Davis MM. Epidemiological and economic trends in inpatient and outpatient thyroidectomy in the United States, 1996–2006. Thyroid. 2013;23(6):727–33.
6. Fan C, Zhou X, Su G, et al. Risk factors for neck hematoma requiring surgical re intervention after thyroidectomy: a systematic review and meta-analysis. BMC Surg. 2019;19(1):98.
7. Promberger R, Ott J, Kober F, et al. Risk factors for postoperative bleeding after thyroid surgery. Br J Surg. 2012;99(3):373–9.
8. Iliff HA, El-Boghdadly K, Ahmad I, et al. Management of haematoma after thyroid surgery: systematic review and multidisciplinary consensus guidelines from the difficult airway society, the British Association of Endocrine and Thyroid Surgeons and the British Association of Otorhinolaryngology, Head and Neck Surgery. Anaesthesia. 2022;77(1):82–95.
9. Lee HS, Lee BJ, Kim SW, et al. Patterns of post-thyroidectomy hemorrhage. Clin Exp Otorhinolaryngol. 2009;2(2):72–7.
10. Leyre P, Desurmont T, Lacoste L, et al. Does the risk of compressive hematoma after thyroidectomy authorize 1-day surgery? Langenbechcks Arch Surg. 2008;393(5):733–7.
11. British Association of Endocrine and Thyroid Surgeons. Management of post-operative haemorrhage in thyroid and parathyroid surgery. https://www.baets.org.uk/management-of-post-operative-haemorrhage-in-thyroid-and-parathyroid-surgery. Accessed 23 Nov 2022.
12. Samraj K, Gurusamy KS. Wound drains following thyroid surgery. Cochrane Database Syst Rev. 2007;2007(4):CD006099
13. Salem FA, Almquist M, Nordenström E, et al. A nested case-control study on the risk of surgical site infection after thyroid surgery. World J Surg. 2018;42(8):2454–61.
14. Qin Q, Li H, Wang LB, et al. Thyroid surgery without antibiotic prophylaxis: experiences with 1030 patients from a teaching hospital in China. World J Surg. 2014;38(4):878–81.
15. Bergenfelz A, Jansson S, Kristoffersson A, et al. Complications to thyroid surgery: results as reported in a database from a multicenter audit comprising 3,660 patients. Langenbeck's Arch Surg. 2008;393(5):667–73.
16. Dionigi G, Rovera F, Boni L, et al. Surgical site infections after thyroidectomy. Surg Infect. 2006;7(Suppl. 2):S117–20.
17. Dionigi G, Rovera F, Boni L, Dionigi R. Surveillance of surgical site infections after thyroidectomy in a one-day surgery setting. Int J Surg. 2008;6(Suppl 1):S13–5.
18. Bratzler DW, Dellinger EP, Olsen KM, et al. Clinical practice guidelines for antimicrobial prophylaxis in surgery. Surg Infect. 2013;14(1):73–156.
19. Gentile I, Rosato L, Avenia N, et al. Do Italian surgeons use antibiotic prophylaxis in thyroid surgery? Results from a national study (UEC–Italian endocrine surgery units association). Ann Ital Chir. 2014;85(1):33–7.
20. Hardy RG, Forsythe JL. Uncovering a rare but critical complication following thyroid surgery: an audit across the UK and Ireland. Thyroid. 2007;17(1):63–5.
21. Polistena A, Prete FP, Avenia S, et al. Effect of antibiotic prophylaxis on surgical site infection in thyroid and parathyroid surgery: a systematic review and meta-analysis. Antibiotics (Basel). 2022;11(3):290.
22. Moalem J, Ruan DT, Farkas RL, et al. Patterns of antibiotic prophylaxis use for thyroidectomy and parathyroidectomy: results of an international survey of endocrine surgeons. J Am Coll Surg. 2010;210(6):949–56.
23. Urban JA. Cost analysis of surgical site infections. Surg Infect. 2006;7(Suppl 1):S19–22.
24. Buerba R, Roman SA, Sosa JA. Thyroidectomy and parathyroidectomy in patients with high body mass index are safe overall: analysis of 26,864 patients. Surgery. 2011;150(5):950–8.
25. Avenia N, Sanguinetti A, Cirocchi R, et al. Antibiotic prophylaxis in thyroid surgery: a preliminary multicentric Italian experience. Ann Surg Innov Res. 2009;3:10.
26. de Blacam C, Ogunleye AA, Momoh AO, et al. High body mass index and smoking predict morbidity in breast cancer surgery: a multivariate analysis of 26,988 patients from the national surgical quality improvement program database. Ann Surg. 2012;255(3):551–5.

第18章 气管损伤

气管损伤（tracheal injury，TI）虽然罕见，但是发生时可能会危及生命，主要表现为纵隔感染，甚至脓毒血症。TI 一般发生于手术时、气管插管或其他靠近气管的内镜操作时，可分为钝性损伤、穿透性损伤及医源性损伤[1-4]。

18.1 创伤性气管损伤

胸部、颈部创伤患者 TI 发生率高达 2%，包括创伤后立即死亡的患者[5]。而颈部穿透伤患者 TI 发生率可增加至 4.5%。颈部钝性创伤后可能会因气管撕裂、喉部和气管软骨骨折，甚至因车辆突然减速导致颈部过度伸展发生喉气管完全分离而发生 TI。在一场交通事故中，伤者颈部过度伸展后，颈部与方向盘或仪表板直接碰撞时（仪表板综合征），通常能看到两种机制的结合[5]。TI 另一种常见机制可能与车祸中安全带使用不当，导致声门关闭、气管内压力突然增加有关。在其他类似事件中，当声门反射性地关闭时，气道压力迅速增加，可能会发生胸部压缩性损伤[6,7]。

18.2 医源性气管损伤

食管或甲状腺手术、气管插管、内镜操作均可能造成医源性 TI。在局部晚期甲状腺癌气道受侵的手术中能观察到一种特殊的 TI。

考虑到全麻手术的数量，气管插管过程中发生 TI 的情况较少，但这种并发症的真实发生率可能是被低估的，因为一些微小的损伤可能被误诊并自行愈合[8]。

近 10 年，气管插管造成的医源性 TI 的发生率为 0.05%～0.37%[9]。其中双腔气管插管操作复杂，更容易发生气管损伤，但其发生率仍不到 1%[10]。气管-支气管破裂的机制已经有很多报道，其主要原因可能为气囊过度充气或插管过深。由导管本身引起的直接撕裂仍然少见，更常见的情况是插管后的导管位于气管后壁的膜壁或膜壁与软骨的交界处，因为双腔管管尖和形状不规则，所以更容易发生气管撕裂[9,11]。气管导管尺寸不合也是插管过程中导致 TI 的一个主要原因，在一些病例报道中有证据表明体型较小的女性比男性更容易出现这种罕见的并发症[8]。TI 的其他危险因素还包括反复暴力插管、紧急情况下插管、麻醉医师缺乏经验、气囊快速充气、气囊破裂、气囊偏心充气、管尖错位、移动导管时气囊未放气、反复咳嗽、突然的头颈部运动，解剖因素包括膜性气管无力、气管软化（多为老年妇女）、气道先天性异常、纵隔受压导致气管扭曲、气管支气管炎性病变等[11,12]。

一些操作也可造成 TI，例如气管切开术、硬性支气管镜检查、气管或食管支架置入、气管内镜治疗（激光疗法、电凝疗法）及气管狭窄扩张[2,13]。

在肿瘤侵袭、压迫气管或炎症粘连影响气道时，TI 也与开放手术中直接气管支气管损伤（如食管切除术、甲状腺切除术）相关[14]。

18.3 临床特征

未确诊的 TI 患者术后出现皮下气肿，咳嗽后加重，随后可能出现纵隔气肿。一般而言，纵隔气肿没有症状，但是它可能产生压缩性气胸等并发症，机械通气时或者术中、术后可观察到大的纵隔气肿[8]。

影像学检查

主要的影像学检查包括标准的颈胸 X 线检查。计算机断层扫描（CT）可用于更好地评价在气胸、纵隔和颈部积液时的纵隔气肿。

纤维支气管镜可以通过直接观察病变、显示病变的确切位置和延伸情况（长度和深度）来明确 TI，也可以用于手术治疗 TI[14]。

18.4 特殊的临床情况

手术操作或肿瘤侵犯都会损伤气管。

18.4.1 甲状腺手术中的气管损伤

甲状腺手术是世界上最常见的手术之一，由于手术方法标准、手术操作娴熟、新技术的应用和必要的培训，已被公认为安全的手术。尽管手术技术不断进步、患者越来越集中，但由于颈部解剖结构的复杂性，甲状腺切除术并不是没有并发症和死亡的风险。在甲状腺手术中，并发症的总发生率为 0%~54.4%[15-17]。

据纳入超过 11 000 例甲状腺手术的回顾分析报道，TI 的发生率为 0.06%，最常见的损伤部位是 Berry 韧带附近的后外侧软骨膜交界处。一般认为是由于使用电凝将甲状腺从气管上分离造成的直接创伤或是因为黏膜下血管神经丛热损伤或缺血引起坏死，通常伴有延迟表现[18,19]。

TI 通常是由内镜操作或能量器械的使用引起的，在手术过程中很难发现，术后反应却很严重[20]。通常情况下，甲状腺切除术中发生的 TI 可以在术中立即识别并修复，预后良好，且发生率低。而在其他少见的缺血引起的病例中，继发于气管坏死、伴延迟性破裂的亚急性 TI，甚至可以在术后 30~40 天发生[20]。半切也不能排除这些情况的发生[21]。

发现气管撕裂伤时，最佳治疗方法取决于几个因素，其中最重要的是撕裂的纵向范围、位置和大小。一般而言手术是最佳选择，但对于小的病变或者是不能手术的患者，建议保守治疗。对于一个急性医源性损伤，绝对禁忌证是很少的。内镜检查是必需的，是诊断和评估病变的关键检查。如果病变很小，黏膜完整，手术属于过度治疗，所以一些专家建议用胶和密封剂进行内镜治疗。当撕裂很大并且初次治疗失败时，这种治疗方案存在争议。手术的目的是恢复气道壁，通常采用可吸收针线间断缝合，伴或不伴移植带蒂皮瓣来帮助组织愈合。当病变位于上呼吸道时，最好采用颈部切开术，而下呼吸道则最好采用右侧开胸术[22]。在一些病例中，联合使用切口负压治疗是治疗大量纵隔气肿和皮下气肿的有效治疗方式[23, 24]。

18.4.2 甲状腺肿瘤侵犯气管

肿瘤完全侵犯气管壁的病例数量非常有限，但是代表了一种特殊的情况。甲状腺肿瘤的腔内侵犯通常表现为声音嘶哑、咯血和不同程度的疲劳，随后出现呼吸困难。在评估高分化甲状腺肿瘤时，气道侵犯常常被误诊。由于症状出现晚并且较轻，患者在接受手术进行颈部探查时才发现气道受损。

虽然一些分化型肿瘤的生物学基础确实是惰性的，但也有一些表现出局部侵袭性表现，因此很难预测肿瘤进展情况。完全预防这些情况目前来说是不可能的，所以诊断时应把这些可能性考虑在内。尽管在甲状腺肿瘤中气管侵犯是比较严重的，但它常常没有症状，所以术前很容易被误诊。当患者出现症状或者颈部超声提示气管被侵犯时，需要进行支气管镜检查。支气管镜检查是诊断的金标准，可以对气道狭窄的长度、程度和分级进行准确的评估。在需要进行手术的情况下，纤维支气管镜并不是最好的方式，硬质支气管镜会更好，因为当肿瘤侵袭造成气管持续狭窄时，它可以用于机械扩张。

除了支气管镜，CT 扫描、磁共振成像和吞钡试验对于疾病的综合评估也是必要的。CT 可以显示气管壁或管腔被浸润的深度，以及气道周围组织、肿瘤位置、肿瘤大小以及解剖关系。当肿瘤体积较大且气道严重受损时，也必须检查评估食管。食管受侵时，患者预后会更差，生存率也更低[25]。

当气道受侵时，检查旨在选择最佳的治疗方案。治疗可以是根治性的，也可以是姑息性的。对于未分化型甲状腺癌，治疗通常是姑息性的，因为肿瘤具有高度侵袭性，大多难以切除，而分化型甲状腺癌往往是可以根治的。正确的、切缘无残留的手术切除是至关重要的。目前报道了一些手术方式：气管刮除、气管开窗和气管节段切除重建。有许多病例都报道了从气道外壁剔除肿瘤，但是有严格的条件限制：只有当肿瘤与未被侵犯的气管仅仅粘连时才起作用。气管开窗术则存在争议。当气管受侵区域只是气管前壁一个孤立的、有限的点时，气管开窗术是可以取得成功的，因为切除部分可以被周围组织有效修复和覆盖；然而，当窗口很宽，需要切除超过 3 个气管环，同时切除术范围超过气管环周长的 1/3 时，可能会导致永久性的气管变形。尽管已经有根据气管受侵长度、直径和周长阈值决定是否进行手术治疗的一些建议，但手术必须根据每个病例量身定制并实施。所以气管节段切除和端端吻合可能是最好的选择。这种手术可以保证气道的连续性几乎恢复正常，而且它是治疗气管声门下广泛、不对称受侵唯一的选择。同时，与气管刮除相比，气管切除重建在声音、缝合裂开和反流 / 吞咽方面有更多潜在的并发症。当确定治疗目的时，最好的手术策略是进行甲状腺切除、气道切除和淋巴结清扫。甲状腺切除术后局部复发，需要二次手术切除受侵气管的情况相对较少。

甲状腺肿瘤侵犯气道时，受累的呼吸道通常是从喉部到气管中部。气管下部受侵比较少见。因此，根据肿瘤特征不同手术的区别也很大。为了在解剖上适应气道残端，手术可能会很复杂[26]。

甲状腺解剖位置特殊，喉部、喉返神经、环状软骨和声门下区都可能被肿瘤累及。在这种情况下，单纯的气管切除和重建仅占相应手术的小部分。上气道的非对称性重建是一种常见的切除方式，伴有部分或全部环状软骨或甲状腺软骨切除，伴或不伴牺牲喉返神经。这些操作需要特定的专业知识，所以在技术上要求很高。因此，疑似甲状腺肿瘤侵犯气道的患者应转诊至具有这种特殊肿瘤治疗经验及外科手术经验的医疗中心[27]。

在高侵袭性肿瘤及肿瘤不可切除的情况下，唯一可能的目标是保证通气并避免窒息。在这种情况下，建议进行气道管腔扩张的内镜治疗，必要时置入支架。而气管切开术是非常有效的最终选择[28]。

（Andrea Polistena, Francesco Puma, Nicola Avenia, Jacopo Vannucci 著　王洪鹏 译）

参考文献

1. Prokakis C, Koletsis EN, Dedeilias P, et al. Airway trauma: a review on epidemiology, mechanisms of injury, diagnosis and treatment. J Cardiothorac Surg. 2014;9:117.
2. Schneider T, Storz K, Dienemann H, Hoffmann H. Management of iatrogenic tracheobronchial injuries: a retrospective analysis of 29 cases. Ann Thorac Surg. 2007;83(6):1960–4.
3. Koletsis E, Prokakis C, Baltayiannis N, et al. Surgical decision making in tracheobronchial injuries on the basis of clinical evidences and the injury's anatomical setting: a retrospective analysis. Injury. 2012;43(9):1437–41.
4. Grewal HS, Dangayach NS, Ahmad U, et al. Treatment of tracheobronchial injuries: a contemporary review. Chest. 2019;155(3):595–604.
5. Gómez-Caro A, Ausín P, Moradiellos FJ, et al. Role of conservative medical management of tracheobronchial injuries. J Trauma 2006;61(6):1426–34; discussion 1434–5.
6. Kiser AC, O'Brien SM, Detterbeck FC. Blunt tracheobronchial injuries: treatment and outcomes. Ann Thorac Surg. 2001;71(6):2059–65.
7. Rathlev NK, Medzon R, Bracken ME. Evaluation and management of neck trauma. Emerg Med Clin North Am. 2007;25(3):679–94. viii
8. Jougon J, Ballester M, Choukroun E, et al. Conservative treatment for postintubation tracheobronchial rupture. Ann Thorac Surg. 2000;69(1):216–20.
9. Miñambres E, Burón J, Ballesteros MA, et al. Tracheal rupture after endotracheal intubation: a literature systematic review. Eur J Cardiothorac Surg. 2009;35(6):1056–62.
10. Spaggiari L, Rusca M, Carbognani P, Solli P. Tracheobronchial laceration after double-lumen intubation for thoracic procedures. Ann Thorac Surg. 1998;65(6):1837–9.
11. Marty-Ané CH, Picard E, Jonquet O, Mary H. Membranous tracheal rupture after endotracheal intubation. Ann Thorac Surg. 1995;60(5):1367–71.
12. Oo S, Chia RHX, Li Y, et al. Bronchial rupture following endobronchial blocker placement: a case report of a rare, unfortunate complication. BMC Anesthesiol. 2021;21(1):208.
13. Aldemyati R, Paparoupa M, Kluge S, et al. Surgical correction of a percutaneous dilatational tracheostomy: a case report. Int J Surg Case Rep. 2022;95:107248.
14. Paraschiv M. Iatrogenic tracheobronchial rupture. J Med Life. 2014;7(3):343–8.
15. Jin S, Sugitani I. Narrative review of management of thyroid surgery complications. Gland Surg. 2021;10(3):1135–46.
16. Alqahtani SM, Almussallam B, Alatawi AS, et al. Post-thyroidectomy complications and risk factors in Tabuk, Saudi Arabia: a retrospective cohort study. Cureus. 2020;12(10):e10852.
17. Rossi L, Buoni V, Fregoli L, et al. Postsurgical complications after robot-assisted transaxillary thyroidectomy: critical analysis of a large cohort of European patients. Updat Surg. 2022;74(2):511–7.

18. Gosnell JE, Campbell P, Sidhu S, et al. Inadvertent tracheal perforation during thyroidectomy. Br J Surg. 2006;93(1):55–6.
19. Husain R, Alnasser A, Al Duhileb M, Madkhali T. First tracheal ring fracture in a complex thyroid surgery. Int J Surg Case Rep. 2020;66:309–12.
20. Shew M, Boyd C, Kraft S. Delayed multifocal tracheal injury following thyroidectomy: a case report and review of the literature. Cureus. 2020;12(5):e8164.
21. Windon MJ, Dhillon V, Tufano RP. Case report: presentation of delayed tracheal perforation after hemithyroidectomy. AME Case Rep. 2018;2:24.
22. Mathisen DJ. Main and lobar bronchoplasty. In: Grillo HC, editor. Surgery of the trachea and bronchi. Hamilton, Ontario: BC Decker Inc; 2004.
23. Kim YN, Chang YS, Cho KR, Kim BY. A case of massive subcutaneous emphysema and pneumomediastinum due to dehiscence of stoma after emergent tracheostomy. Ear Nose Throat J. 2023;102(5):307–11.
24. Janssen N, Laven IEWG, Daemen JHT, et al. Negative pressure wound therapy for massive subcutaneous emphysema: a systematic review and case series. J Thorac Dis. 2022;14(1):43–53.
25. Avenia N, Vannucci J, Monacelli M, et al. Thyroid cancer invading the airway: diagnosis and management. Int J Surg. 2016;28(Suppl 1):S75–8.
26. Grillo HC, Suen HC, Mathisen DJ, Wain JC. Resectional management of thyroid carcinoma invading the airway. Ann Thorac Surg. 1992;54(1):3–9. discussion 9–10
27. Gaissert HA, Honings J, Grillo HC, et al. Segmental laryngotracheal and tracheal resection for invasive thyroid carcinoma. Ann Thorac Surg. 2007;83(6):1952–9.
28. Puma F, Ceccarelli S, Potenza R, et al. Rescue tracheostomy for patients with unresectable large growing neck masses. Ann Thorac Surg. 2021;112(5):e383–6.

第四篇
新视角

第 19 章 甲状腺手术的训练与学习曲线

19.1 引言

1885年，德国心理学家Herman Ebbinghauss首次提出了衡量人们随着时间推移在重复的任务中进步程度的观点[1]。学习曲线（learning curve，LC）概念最早由航空工程师Theodore P. Wright于1936年提出，他测量了学习对航空业生产成本的影响[2]。在工业界，通过对成本、生产时间和产品质量的分析，很容易定义技能和劳动力的衡量标准。同理，如果重复进行某种手术，那么完成该手术所需的时间会更短。这一概念被应用到各种医学专科手术中，其定义变得更加复杂和有争议。随着微创技术的发展，学习曲线概念已成为一种基本的"教条"，对所有外科领域产生了巨大的潜在影响[3]。多年来，随着对精准技术和良好预后的需求，人们对从最简单到最复杂的各种外科手术的学习过程开展了许多研究。

外科手术的学习曲线包括以下四个阶段：①训练起始阶段，②逐渐提升阶段，外科医生在该阶段会快速提高能力，③缓慢提升阶段，④平台期，外科医生在该阶段进步空间更小。随着术者年龄的增加或者处理的手术难度增大，学习曲线呈下降趋势[4]。

19.2 甲状腺手术中执行力和学习能力的评价

甲状腺切除术是世界范围内普外科和腺体外科最常规的手术之一。自1872年Theodore Kocher首次成功实施甲状腺切除术以来，甲状腺手术取得了一些进展。在过去20年，为了降低手术的并发症和减少颈部瘢痕，微创甲状腺切除术一直在发展。腔镜手术的发展满足了所有外科学科对审美需求、快速康复和微创伤的需求，这其中也包括分化型甲状腺癌的治疗[5]。

为了克服腔镜手术的局限性，引入了机器人甲状腺切除术。可以为术者提供放大10~12倍的三维视野，帮助术者更容易识别甲状旁腺和喉返神经，进而安全且更精细地切除病灶。机器人相较于腔镜技术可以为术者提供更好的运动缩放、手部震颤过滤、更多扩展运动自由度的新型机械臂，同时也可以满足手术教学。

这些令人振奋的新型技术非常复杂，需要有经验的甲状腺外科医生和手术团队来确保手术安全实施。在本章中，我们旨在通过不同的甲状腺手术方式来研究它们的学习过程，并且概述定义手术熟练度时所使用的参数。

现有的文献表明，对临床医生的执行能力进行评价具有挑战性。在甲状腺手术传统学习方法的初始阶段，年轻外科医生在手术中尤其是微创手术中只起到助手的作用，必须参加培训课程以及观看各种手术的录像来学习如何使用精密的设备。只有通过这个初始阶段，青年医生才可以在资深专家的监督下独立完成一场初级手术。现在甲状腺手术的学习方法是并行学习法。与其他手术类似，甲状腺切除术包括几个步骤，青年术者必须对每个步骤认真掌握并重复练习直到非常熟练。对这些手术步骤的掌握可以根据手术的时间顺序，或者根据手术的难易程度顺序进行。当青年医生在每一步获得足够的经验后，这些步骤可以组合在一起重复练习，最终可以独立完成整个手术。

手术技术的学习主要包括两个方面：手术过程和患者预后。术者熟练的手术技术和扎实的解剖基础可以降低术后复发率。一个世纪前，甲状腺手术之父Kosher报告称，当他的甲状腺切除手术例数从100例增加到5000例时，其患者的死亡率从12.8%降低到0.5%[6]。

外科医生的临床经验和技术能力之间的关系是有争议的，已经开发了许多不同的方法来客观评估手术技能[7, 8]。此外，微创手术等新技术的出现需要新的学习曲线[9]。但需要强调的是，当前对现有的传统甲状腺切除术学习曲线的研究很少。据我们所知，只有我们之前的研究提供了完成传统甲状腺切除术学习过程的所需步骤的初步估计[10]。相反，实现腔镜和机器人手术熟练化的步骤，即使是最近引入的，也被广泛研究。

最近的多数研究表明，对于一个想要能够独立完成机器人辅助甲状腺切除术的术者来说，需要训练的手术量的中位数约为37例，微创腔镜辅助甲状腺切除术需要31例，腔镜辅助颈外入路甲状腺切除术需要约30例，传统甲状腺切除术需要25～30例。

但是，在定义甲状腺切除术的学习曲线过程中存在一些复杂因素。这些因素主要与①每个研究的分析标准、②术者、③手术程序相关。

19.3 分析标准

用什么标准来衡量一个外科医生是否精通特定术式？

目前还没有统一的共识。先前的研究大多都用手术时长来评价学习曲线。尽管手术时长容易测量与比较，但是它不一定是最适合评价手术熟练度的标志[11]。事实上，许多研究考虑了除手术时长以外的其他变量，例如并发症发生率、失血量、转化比、住院时间、切除淋巴结数目、肿瘤大小、完整切除程度、美容效果、术中喉返神经和甲状旁腺的辨认、术后引流量、术后疼痛等指标。这些指标对患者而言，相比于手术时间一样甚至更重要（图19.1）。只有Rangier等的研究[12]在不考虑手术时间的情况下，使用并发症发生率和严重程度来确定前庭入路经口腔镜辅助下甲状腺切除术的学习曲线。

当评价机器人辅助甲状腺切除术的学习曲线时，手术时长则更不准确。在机器人手术中，手术时间根据操作步骤顺序分为不同的特定部分，例如初始机器人系统设置时间、Trocar就位时间、固定器械时间，以及手术操作时间等[10, 12]。对于哪部分操作时间与学习过程最相关，还是缺乏共识[13]。

另一个重要的变量是病例系列研究的容量大小。实际上，在较大容量的研究中，单个外科医生所需要练习的最小例数普遍高于小容量研究，这就对应了早期和晚期两个学习曲线的峰值。

最后，各种分析中使用的统计学方法也产生了很大的异质性。累积求和（CUSUM）

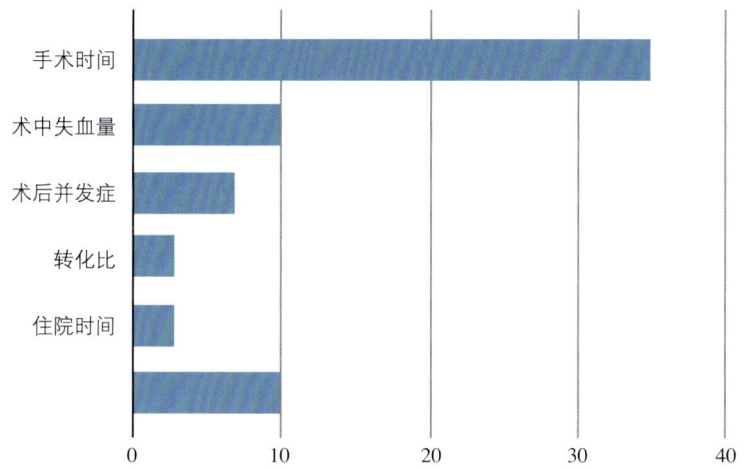

图 19.1　应用于所有分析甲状腺手术学习曲线研究中使用的主要评价项目（定义和频率）总结

技术在 20 世纪 70 年代被医学界采用来分析外科手术的学习曲线[14]。累计求和法是通过计算每个数据点与所有数据点的平均值之间的偏差来确定过程的偏移程度。它可以对定期收集的数据中的平均值或趋势斜率的变化进行快速有效的评估。因此累计求和法可以递归运算，使研究者能够可视化其他方法无法识别的数据变化趋势[16]。

19.4　医生经验的作用

在许多研究中，甲状腺切除术的学习曲线基于外科医生的经验。学习过程可能与每个医生在不同的训练机构相关。学习曲线的其他重要的变量也包含训练背景以及术者对手术的熟练程度，这些方面在微创手术中更为明显。当一个外科医生在其他手术中熟练掌握解剖知识和操作技巧后，才能进行腔镜或机器人甲状腺切除术操作。与之相反的是，开放甲状腺切除术操作意味着手术教学的第一步已经开始，且一些年轻的受训者在手术中已经开始了学习。只有在少数的研究中，对刚刚完成培训项目的住院医生或外科医生进行了学习曲线评估。大多数情况下，他们都是经验丰富的医师。腔镜手术需要外科医生掌握新的解剖视角、手眼协调以及适应缺乏触觉反馈和 3D 视野。从传统开放手术到微创手术的转变过程对于外科医生来说意味着一个全新的体验，所以腔镜甲状腺切除术可能需要一个更长的学习曲线。开始实施机器人辅助甲状腺切除术的外科医生通常已经完成上述的训练，而且他们采用机器人系统具有更多的优势，包括 3D 视野下更精准的组织解剖、拥有 7 个自由活动度的仿真腕部结构、震颤抵消以及舒适的座椅。

19.5　术式的影响

不同术式的微创甲状腺切除术有不同的学习曲线。不同的甲状腺入路可以分为经颈微创入路、颈外机器人辅助腔镜入路以及经口（经自然腔道腔镜技术）入路术式。实际上随

着 CO_2 气体吹入法的使用和不同切口部位的选择，发明了各种远处入路甲状腺切除方法，可以通过腋窝、乳腺、前胸壁、耳廓后以及经口等路径以避免颈部的瘢痕形成。Miccoli 等首次通过颈部小切口完成了微创腔镜辅助甲状腺切除术，该手术的特点是仅有胸骨上方 1.5～2 cm 的单个切口[17, 18]。经口腔镜甲状腺切除术是仅有的一种可以完全避免皮肤切口的甲状腺手术技术，具有更好的美容效果。其他技术仍然需要皮肤切口，并且需要外科医生在他们不熟悉的解剖平面下完成大量的切割工作，甚至需要分期操作或者行双侧切口来完成甲状腺全切除术[19]。尽管各种经口腔镜甲状腺切除技术被报道，但最常用的还是 Richmond 等报道的手术效果好、低并发症发生率的经口腔前庭甲状腺切除术[20, 21]。经口腔镜甲状腺切除术和微创甲状腺切除术在术者熟悉的胸锁乳突肌下平面提供颈前结构的双侧视野，保障两侧甲状腺手术可以安全实施[22]。

当我们分析这些术式的学习曲线时，必须考虑技术方面的影响。中线法拥有与传统开放式甲状腺切除术相同的术野，所以相对简单[23]。相反，侧方入路，例如经腋窝或者经耳后的入路，对于外科医生可能需要更多的时间和手术练习来熟悉解剖和手术步骤，尤其是在甲状腺全切术切除对侧甲状腺的过程中[24]。因此，我们应该区分甲状腺半切除术和甲状腺全切除术，因为当使用微创侧入路甲状腺切除术时，这两种方式的手术难度完全不同。另外，腔镜和机器人手术在学习过程中有更高的并发症发生率[19]，最重要的是，它们增加了传统甲状腺切除术不常见的并发症，如经口入路的甲状腺切除术中损伤感觉神经和皮肤导致的下唇感觉迟钝和无力、胸壁麻木、CO_2 气体栓塞、颈部穿孔、乳糜漏、霍纳综合征以及皮瓣灼伤与创伤。现在术后美容效果成为更新的手术质量评判标准，这在传统的评价方法中是没有的。

19.6 总结

现在的文献研究缺乏一个客观且普遍认可的、且需要同时考虑手术过程和患者健康的学习曲线的概念定义。分析方法和质量评价标准的异质性、各种手术技术和外科医生的不同训练背景，这些都是难以建立统一的评价学习曲线标准的原因。甲状腺切除术（世界上最常见的手术之一）近年随着新的需求、新的质量标准、新发明的技术而发展的不同入路术式在学习曲线的评价标准方面的参差更加明显。随着技术的更迭，不同术式的适应证和复杂性也在变化。随之而来术者所需要的熟练水平也是不同的。未来的研究应该考虑各种混杂因素并且建立能在评估手术执行力和技巧方面获得共识的参数。

（Alessia Fassari, Marco Bononi, Giuseppe Cavallaro 著　田　文 译）

参考文献

1. Ebbinghaus H. Über das Gedächtnis: Untersuchungen zur experimentellen Psychologie. Leipzig: Duncker & Humblot; 1885. [English translation: Memory: A contribution to experimental psychology. New York: Teachers College, Columbia University; 1913. Reprinted in: Ann Neurosci. 2013 Oct;20(4):155–6.]
2. Wright TP. Factors affecting the cost of airplanes. J Aeronaut Sci. 1936;3(2):122–8.
3. Sun HX, Gao HJ, Ying XY, et al. Robotic thyroidectomy via bilateral axillo-breast approach: experience and learning curve through initial 220 cases. Asian J Surg. 2020;43(3):482–7.

4. Yeolekar A, Qadri H. The learning curve in surgical practice and its applicability to rhinoplasty. Indian J Otolaryngol Head Neck Surg. 2018;70(1):38–42.
5. Lee J, Yun JH, Nam KH, et al. The learning curve for robotic thyroidectomy: a multicenter study. Ann Surg Oncol. 2011;18(1):226–32.
6. Becker WF. Pioneers in thyroid surgery. Ann Surg. 1977;185(5):493–504.
7. Brown C, Abdelrahman T, Patel N, et al. Operative learning curve trajectory in a cohort of surgical trainees. Br J Surg. 2017;104(10):1405–11.
8. Merola G, Cavallaro G, Iorio O, et al. Learning curve in open inguinal hernia repair: a quality improvement multicentre study about Lichtenstein technique. Hernia. 2020;24(3):651–9.
9. Bracale U, Merola G, Sciuto A, et al. Achieving the learning curve in laparoscopic inguinal hernia repair by Tapp: a quality improvement study. J Investig Surg. 2019;32:738–7.
10. Tarallo M, Crocetti D, Gurrado A, et al. Achieving the learning curve in total thyroidectomy: a prospective evaluation on resident's training by CUSUM and KPSS analysis. Ann R Coll Surg Engl. 2022;104(6):414–20.
11. Kassite I, Bejan-Angoulvant T, Lardy H, Binet A. A systematic review of the learning curve in robotic surgery: range and heterogeneity. Surg Endosc. 2019;33(2):353–65.
12. Fernandez-Ranvier G, Lieberman B, Guevara D, et al. Transoral endoscopic thyroidectomy vestibular approach (TOETVA) learning curve: a regression analysis of complication rates and severity. Surg Endosc. 2022;36(7):4839–44.
13. Kaul S, Shah NL, Menon M. Learning curve using robotic surgery. Curr Urol Rep. 2006;7(2):125–9.
14. Chaput de Saintonge DM, Vere DW. Why don't doctors use cusums? Lancet. 1974;1(7848):120–1.
15. Wohl H. The cusum plot: its utility in the analysis of clinical data. N Engl J Med. 1977;296(18):1044–5.
16. Liao HJ, Dong C, Kong FJ, et al. The CUSUM analysis of the learning curve for endoscopic thyroidectomy by the breast approach. Surg Innov. 2014;21(2):221–8.
17. Miccoli P, Berti P, Bendinelli C, et al. Minimally invasive video-assisted surgery of the thyroid: a preliminary report. Langenbeck's Arch Surg. 2000;385(4):261–4.
18. Miccoli P, Matteucci V. Video-assisted surgery for thyroid cancer patients. Gland Surg. 2015;4(5):365–7.
19. Duek I, Duek OS, Fliss DM. Minimally invasive approaches for thyroid surgery-pitfalls and promises. Curr Oncol Rep. 2020;22(8):77.
20. Anuwong A. Transoral endoscopic thyroidectomy vestibular approach: a series of the first 60 human cases. World J Surg. 2016;40(3):491–7.
21. Anuwong A, Sasanakietkul T, Jitpratoom P, et al. Transoral endoscopic thyroidectomy vestibular approach (TOETVA): indications, techniques and results. Surg Endosc. 2018;32(1):456–65.
22. Tae K. Robotic thyroid surgery. Auris Nasus Larynx. 2021;48(3):331–8.
23. Kim WW, Jung JH, Park HY. The learning curve for robotic thyroidectomy using a bilateral axillo-breast approach from the 100 cases. Surg Laparosc Endosc Percutan Tech. 2015;25(5):412–6.
24. Bae DS, do Koo H, Choi JY, et al. Current status of robotic thyroid surgery in South Korea: a web-based survey. World J Surg. 2014;38(10):2632–9.

第20章 甲状腺癌血管生成微环境：新的预后标志物研究

20.1 引言

甲状腺癌是最常见的内分泌系统恶性肿瘤，近几十年来，其发病率在所有肿瘤中增长最快[1,2]。在分化型甲状腺癌（differentiated thyroid cancer，DTC）中，甲状腺乳头状癌（papillary thyroid cancer，PTC）最为常见，占所有组织类型的90%。通常情况下，PTC是一种生长缓慢、症状不明显的肿瘤，其中30%~90%的患者伴有淋巴结转移[3,4]。

PTC治疗的基石是手术切除肿瘤，术后辅助或不辅助放射性碘治疗。尽管总体预后良好，但仍有一部分病例进展为侵袭性和难治性状态，多表现为颈部肿瘤复发或远处转移。肿瘤新生血管生成的开始是导致局部侵袭和远处转移的关键过程[5]。深入了解将甲状腺癌微环境转变为血管生成微环境的分子机制是研究预后标志物和治疗靶点的核心[6]。研究这一过程可以改进甲状腺癌的治疗方法：包括识别需要手术切除的细胞学不确定结节，从而减少诊断性甲状腺切除术；辨别肿瘤侵袭性，以调整手术切除范围和方法以及后续随访策略；改进伴有远处转移的碘难治性甲状腺癌患者的靶向治疗方法。

事实上，甲状腺癌的治疗方案包括甲状腺腺叶或全部切除术，联合或不联合TSH抑制治疗以及放射性碘（RAI）治疗。此外，如果术中或术前有证据表明中央区或侧方淋巴结受累，还要进行相应的颈淋巴结切除术。因为伴有远处转移的患者通常对TSH抑制治疗和RAI治疗具有抵抗性，因此，此类患者还需要辅助其他治疗方式[7,8]。在针对分子领域的研究上，这类患者的治疗重点也就落足于血管生成这一过程。

血管生成细胞因子和其他炎症介质网络促使甲状腺癌细胞、甲状腺正常细胞和基质细胞相互作用。有证据表明，这些因素在基因组、转录组和蛋白质组中不同层面上的变量与预后和治疗的目的相关。系统生物学和多组学方法是追踪所有这些变量之间联系的新策略。

20.2 甲状腺肿瘤微环境和血管新生

基质细胞（SC）和细胞外基质（ECM）成分的结合是甲状腺癌微环境的核心[9]。基质细胞和ECM成分之间的相互作用通过生长因子和细胞因子等一系列介质为癌细胞提供支持和营养[10]。

癌症相关成纤维细胞（cancer-associated fibroblasts，CAFs）产生炎症介质并促进了炎症反应、免疫反应、新陈代谢和耐药性的产生[11]。事实上，甲状腺乳头状癌其中一个亚型具有特殊的 CAF 相关蛋白，该亚型与 *BRAF* 基因 V600E 突变（BRAF V600E）和 *PTEN* 缺失相关，并伴有较低的生存率和淋巴扩散为特征[12-14]。

肿瘤相关巨噬细胞（tumor-associated macrophages，TAMs）是甲状腺癌微环境中的另一种成分，其 IL-10 的分泌量较高，而 IL-12 的分泌量较低[15-17]。TAMs 通过分泌血管内皮生长因子（VEGF）、血小板衍生生长因子（PDGF）和碱性成纤维细胞生长因子（bFGF）促进血管生成，并通过合成基质金属蛋白酶（MMPs）导致细胞外基质重塑[18, 19]。

胰蛋白酶阳性的肥大细胞是甲状腺癌侵袭性和甲状腺腺外侵犯的另一个标志细胞，在甲状腺癌中其阳性率远高于甲状腺腺瘤[20]。肥大细胞产生 IL-6、TNF-α、CXCL8/IL-8、CCL25/TECK、CXCL10/IP-10、CXCL1/GRO-α 和 VEGF，它们都参与上皮间质转化、血管生成和淋巴管生成[21]。

甲状腺癌细胞产生的粒细胞集落刺激因子和 CXCL8/IL-8 可募集中性粒细胞，使其释放 oncostatin-M 和血管内皮生长因子 -A 以及含有弹性蛋白酶的颗粒，促进血管生成和肿瘤的增殖与侵袭[22]。

与正常甲状腺相比，甲状腺癌基质的基因表达存在差异。事实上，不同的基因控制着细胞凋亡、新陈代谢以及细胞对缺氧和增殖的反应，它们改变了 SC 和 ECM 成分在细胞和蛋白质水平上的差异[23]。

癌症微环境中的新生血管化包括三种不同的机制[24]：

1. 血管生成（angiogenesis）：新血管从原有血管中萌发；
2. 血管新生（vasculogenesis）：从内皮祖细胞（血管母细胞）开始形成新血管；
3. 血管生成模拟：肿瘤细胞或其他非内皮细胞在没有血管内皮细胞的情况下完成或形成新血管的能力。

第一种机制最为重要，是现有血管纵向分裂为两条功能血管（套叠式血管生成）和血管环形扩张（环形式血管生成）的原因[25]。

结节性甲状腺肿、毒性弥漫性甲状腺肿和甲状腺癌都表现出血管增多。同时，微血管密度（microvascular density，MVD）已被证明与甲状腺癌的无病生存期相关，这一点尤其在 PTC 和甲状腺滤泡状癌（FTC）中表现明显[26]。不同肿瘤类型的转移扩散模式各不相同，这可能是由于促血管生成因子和抗血管生成因子对表型的影响，以及受体、细胞外基质成分的表达和基因表达谱的差异所致。因此，腺瘤、微小癌、PTC、FTC、未分化癌和甲状腺髓样癌在转移扩散方面表现出相当大的差异。

甲状腺癌周围基质细胞的活动涉及以下过程（和基因）：细胞存活（*RIPK5*）、增殖（*PTGS2*、*DUSP5*）、凋亡（*ZFP36L1*、*IER3*）、代谢（*SLCA2A3*）、器官化（*RAB7B*）、对缺氧的反应（*HIF1A*、*TUFT1*、*BHLHB2*）和蛋白质降解（*SKP1*、*KLK-4*）[23]。

如前所述，这些不同表达的基因会形成一个程序网络，使基质和基质成分与癌细胞相互作用，诱导血管生成和肿瘤侵袭。甲状腺癌细胞释放的外泌体是这种相互作用的另一个关键因素[27]。

从转录组学的角度来看，miRNA 的失调通过对增殖信号、抗凋亡和上皮 - 间质转化的作用，影响了不同类型甲状腺癌的特征[28]。

甲状腺激素 T_3 和 T_4 与它们在 αvβ3 整合素上的受体结合，并与 HIF-1α 一起调节内皮细胞和其他血管细胞表面血管内皮生长因子和 bFGF 的活性[26]。促甲状腺激素通过蛋白激酶 C 途径刺激 VEGF 的产生，从而具有促血管生成活性[24,29]。

此外，甲状腺微血管化的激活依赖于 cAMP 和 mTOR 信号的介导，但 cAMP 和 mTOR 信号的介导与碘剥夺和活性氧（ROS）产生相关，而后者促进 VEGF 的释放[30]。

血管内皮生长因子不是一个单一的因子，它包含了一整个蛋白家族，即 VEFG-A、VEFG-B、VEFG-C、VEFG-D、VEFG-E 和 PDFG，每个蛋白都与不同细胞类型上的受体结合[31]。血管生成由 VEGF-A、VEFG-E 和 VEFGR-2-neuropilin（NRP）-1、-2 介导，而淋巴管生成则由 VEGF-C、VEFG-D 和 VEGFR-2、VEGFR-3 介导[31]。此外，这些细胞不同于血管细胞，通过自分泌和旁分泌的方式，从而受到 VEGF 的影响，其机制包括以下途径：ROS 生成、溶血磷脂酸信号、c-Jun N 端激酶、NF-κB、PI3K/Akt 信号、AP-1 和 SP-1[32]。VEFG-C、血管生成素-2、VEGFR-2 和 VEGFR-3 的过度表达与甲状腺癌肿瘤的体积增大、侵袭性增强和转移形成相关[33]。

MMPs 是一种锌内肽酶，通过降解 ECM 成分，从而促进与硫酸肝素一起储存的促血管生成因子的释放，有助于血管生成[35]。表皮生长因子（EFG）通过黏着斑激酶（FAK）的磷酸化从而调控 MMP9。肿瘤微环境产生的 MMPs 和金属蛋白酶组织抑制剂（TIMPs）之间的平衡是肿瘤向侵袭表型转变的基础，而这主要是由于 MMPs 的产生增加所致[36]。

20.3 血管生成介质及其预后价值

在细针穿刺标本中引入基于 *BRAF* 基因突变的检测后，使得对细胞学不确定的结节患者的治疗选择有了改善[37]。然而，即使检测了甲状腺癌的所有基因组变异，这些信息在临床实践中也不会完全有用：许多突变甚至可以在正常细胞中发现，而许多甲状腺癌并没有显示任何突变[38]。

侵袭性 DTC 表现为 *BRAF* 突变、galectin-3、HBME-1、CK19 和雌激素受体 beta 阳性表达。特别是，*BRAF V600E* 在高细胞变异型 PTC 中具有特征性，以下枢纽基因也是如此：*COL5A1*、*COL1A1*、*COL10A1*、*COL11A1*、*CCL20* 和 *CXCL5*[39]。在碘难治性 DTC 和有颈部转移的病例中，也检测到了 *BRAF* 突变，这些主要与 miR-146b-3p、miR-146b-5p 和 miR-222 相关[40]。此外，*BRAF V600E* 能识别复发风险较高的病例。在甲状腺未分化癌中，*BRAF V600* 会降低 TSP-1 的表达，诱导周细胞的稳定，从而促使血管和基质细胞分泌 VEFG、PDGF 和其他因子，使肿瘤细胞向新生血管迁移和侵袭[41]。

虽然在肿瘤性疾病和良性疾病患者中，VEGF-A、VEGF-C、PDGF-BB 和血管生成素-2 的表达量高于健康患者，但它们不能用于明确肿瘤的侵袭性、转移性或肿瘤大小[36]。然而，VEGF-C、血管生成素-2、KDR、Flt-4 和 TEK 在甲状腺癌血管生成转变过程中高度表达，并与肿瘤大小、淋巴结和远处转移相关。这两种机制，即 *BRAF V600E* 诱导的 TSP-1 表达减少以及 VEGF 的过度表达，都与微血管数量增加有关[24]。

血管生成刺激常伴随着甲状腺癌细胞周期的激活，这一点已通过血管内皮生长因子与 FAL1 和细胞周期蛋白 D1 的关联得到证实[42]。不过，血管内皮生长因子产生的调节作用与促甲状腺激素的作用有关，这为基于重组人促甲状腺激素的疗法开辟了前景。

在循环标志物中，miRNA 起着主导作用：除了已经提到的 miR-146b-3p、miR-146b-5p 和 miR-222，甲状腺癌细胞产生的含有 miR-21-5p 的外泌体也展示出显著的促

血管生成作用 [27, 43]。

伴有远处转移的甲状腺髓样癌（MTC）的特点是血管内皮生长因子受体-2 和表皮生长因子受体的过度表达。其不良预后与 HIF-1α 有关，缺氧和其他信号通路的激活可诱导 HIF-1α 及 VEGF 表达上调 [44]。

当在 MTC 新生血管中检测到前列腺特异性膜抗原（prostate-specific membrane antigen，PSMA）时，其可作为一个预后良好的标志物，并可应用于放射引导成像或靶向治疗 [45]。此外，MMP-2/TIMP-2 比是 MTC 的另一个预后因素 [46]。

PTEN 缺失和 *BRAF V600E* 突变似乎会促使成纤维细胞数量增加及其交联，从而导致胶原蛋白沉积，促使甲状腺癌更具有侵袭性 [14, 47]。同时，巨噬细胞和 T 淋巴细胞等其他因素的作用仍不确定 [9]。

（Alessandro Pasculli, Lucia Ilaria Sgaramella, Giovanna Di Meo, Francesco Paolo Prete, Angela Gurrado, Roberto Ria, Angelo Vacca, Mario Testini 著　张俊斌 译）

参考文献

1. Rahib L, Smith BD, Aizenberg R, et al. Projecting cancer incidence and deaths to 2030: the unexpected burden of thyroid, liver, and pancreas cancers in the United States. Cancer Res. 2014;74(11):2913–21.
2. Li M, Maso LD, Vaccarella S. Global trends in thyroid cancer incidence and the impact of overdiagnosis. Lancet Diabetes Endocrinol. 2020;8(6):468–70.
3. Kitahara CM, Sosa JA. The changing incidence of thyroid cancer. Nat Rev Endocrinol. 2016;12(11):646–53.
4. Jensen CB, Saucke MC, Francis DO, et al. From overdiagnosis to overtreatment of low-risk thyroid cancer: a thematic analysis of attitudes and beliefs of endocrinologists, surgeons, and patients. Thyroid. 2020;30(5):696–703.
5. Ribatti D, Nico B, Crivellato E, et al. The history of the angiogenic switch concept. Leukemia. 2007;21(1):44–52.
6. Melaccio A, Sgaramella LI, Pasculli A, et al. Prognostic and therapeutic role of angiogenic microenvironment in thyroid cancer. Cancers (Basel). 2021;13(11)
7. Cabanillas ME, Ryder M, Jimenez C. Targeted therapy for advanced thyroid cancer: kinase inhibitors and beyond. Endoc Rev. 2019;40(6):1573–604.
8. Lim SM, Chung WY, Nam KH, et al. An open label, multicenter, phase II study of dovitinib in advanced thyroid cancer. Eur J Cancer. 2015;51(12):1588–95.
9. MacDonald L, Jenkins J, Purvis G, et al. The thyroid tumor microenvironment: potential targets for therapeutic intervention and prognostication. Horm Cancer. 2020;11(5):205–17.
10. Turner HE, Harris AL, Melmed S, Wass JAH. Angiogenesis in endocrine tumors. Endoc Rev. 2003;24(5):600–32.
11. Östman A. Cancer-associated fibroblasts: recent developments and emerging challenges. Semin Cancer Biol. 2014;25:1–2.
12. Sun WY, Jung WH, Koo JS. Expression of cancer-associated fibroblast-related proteins in thyroid papillary carcinoma. Tumor Biol. 2016;37(6):8197–207.
13. Cho JG, Byeon HK, Oh KH, et al. Clinicopathological significance of cancer-associated fibroblasts in papillary thyroid carcinoma: a predictive marker of cervical lymph node metastasis. Eur Arch Otorhinolaryngol. 2018;275(9):2355–61.
14. Jolly LA, Novitskiy S, Owens P, et al. Fibroblast-mediated collagen remodeling within the tumor microenvironment facilitates progression of thyroid cancers driven by BrafV600E and Pten loss. Cancer Res. 2016;76(7):1804–13.
15. Crezee T, Rabold K, de Jong L, et al. Metabolic programming of tumor associated macrophages in the context of cancer treatment. Ann Transl Med. 2020;8(16):1028.
16. Zhang QW, Liu L, Gong CY, et al. Prognostic significance of tumor-associated macrophages in solid tumor: a meta-analysis of the literature. PLoS One. 2012;7(12):e50946.

17. Mantovani A, Marchesi F, Malesci A, et al. Tumour-associated macrophages as treatment targets in oncology. Nat Rev Clin Oncol. 2017;14(7):399–416.
18. Cheng N, Bai X, Shu Y, et al. Targeting tumor-associated macrophages as an antitumor strategy. Biochem Pharmacol. 2021;183:114354.
19. Ojalvo LS, Whittaker CA, Condeelis JS, Pollard JW. Gene expression analysis of macrophages that facilitate tumor invasion supports a role for Wnt-signaling in mediating their activity in primary mammary tumors. J Immunol. 2010;184(2):702–12.
20. Proietti A, Ugolini C, Melillo RM, et al. Higher intratumoral expression of CD1a, tryptase, and CD68 in a follicular variant of papillary thyroid carcinoma compared to adenomas: correlation with clinical and pathological parameters. Thyroid. 2011;21(11):1209–15.
21. Visciano C, Prevete N, Liotti F, Marone G. Tumor-associated mast cells in thyroid cancer. Int J Endocrinol. 2015;2015:705169.
22. Galdiero MR, Varricchi G, Loffredo S, et al. Potential involvement of neutrophils in human thyroid cancer. PLoS One. 2018;13(6):e0199740.
23. Ria R, Simeon V, Melaccio A, et al. Gene expression profiling of normal thyroid tissue from patients with thyroid carcinoma. Oncotarget. 2016;7(20):29677–88.
24. Rajabi S, Dehghan MH, Dastmalchi R, et al. The roles and role-players in thyroid cancer angiogenesis. Endocr J. 2019;66(4):277–93.
25. Bugyik E, Renyi-Vamos F, Szabo V, et al. Mechanisms of vascularization in murine models of primary and metastatic tumor growth. Chin J Cancer. 2016;35(1):19.
26. Mousa SA, Lin HY, Tang HY, et al. Modulation of angiogenesis by thyroid hormone and hormone analogues: implications for cancer management. Angiogenesis. 2014;17(3):463–9.
27. Feng K, Ma R, Zhang L, et al. The role of exosomes in thyroid cancer and their potential clinical application. Front Oncol. 2020;10:596132.
28. Santiago K, Chen Wongworawat Y, Khan S. Differential microRNA-signatures in thyroid cancer subtypes. J Oncol. 2020;2020:2052396–14.
29. Freudenthal B, Williams G. Thyroid stimulating hormone suppression in the long-term follow-up of differentiated thyroid cancer. Clin Oncol. 2017;29(5):325–8.
30. Craps J, Joris V, De Jongh B, et al. Involvement of mTOR and regulation by AMPK in early iodine deficiency-induced thyroid microvascular activation. Endocrinology. 2016;157(6):2545–59.
31. Ria R, Melaccio A, Racanelli V, Vacca A. Anti-VEGF drugs in the treatment of multiple myeloma patients. J Clin Med. 2020;9(6):1765.
32. Yoshinaga A, Kajihara N, Kukidome D, et al. Hypoglycemia induces mitochondrial reactive oxygen species production through increased fatty acid oxidation and promotes retinal vascular permeability in diabetic mice. Antioxid Redox Signal. 2021;34(16):1245–59.
33. Lewy-Trenda I, Wierzchniewska-Ławska A. Expression of vascular endothelial growth factor (VEGF) in human thyroid tumors. Pol J Pathol. 2002;53(3):129–32.
34. Ramsden J. Angiogenesis in the thyroid gland. J Endocrinol. 2000;166(3):475–80.
35. Quintero-Fabián S, Arreola R, Becerril-Villanueva E, et al. Role of matrix metalloproteinases in angiogenesis and cancer. Front Oncol. 2019;9:1370.
36. Ria R, Prete F, Melaccio A, et al. Effect of thyroidectomy on circulating angiogenic cytokines in papillary thyroid carcinoma and benign goiter: potential for new biomarkers? Surgery. 2021;169(1):27–33.
37. Patel KN, Angell TE, Babiarz J, et al. Performance of a genomic sequencing classifier for the preoperative diagnosis of cytologically indeterminate thyroid nodules. JAMA Surg. 2018;153(9):817–24.
38. Pagan M, Kloos RT, Lin CF, et al. The diagnostic application of RNA sequencing in patients with thyroid cancer: an analysis of 851 variants and 133 fusions in 524 genes. BMC Bioinform. 2016;17(Suppl 1):6.
39. Xia F, Jiang B, Chen Y, et al. Prediction of novel target genes and pathways involved in tall cell variant papillary thyroid carcinoma. Medicine. 2018;97(51):e13802.
40. Aragon Han P, Kim HS, Cho S, et al. Association of BRAFV600E mutation and microRNA expression with central lymph node metastases in papillary thyroid cancer: a prospective study from four endocrine surgery centers. Thyroid. 2016;26(4):532–42.
41. Huang Y, Qu S, Zhu G, et al. BRAF V600E mutation-assisted risk stratification of solitary intrathyroidal papillary thyroid cancer for precision treatment. J Natl Cancer Inst. 2018;110(4):362–70.
42. Jeong S, Lee J, Kim D, et al. Relationship of focally amplified long noncoding on chromosome 1 (FAL1) lncRNA with E2F transcription factors in thyroid cancer. Medicine. 2016;95(4):e2592.

43. Wu F, Li F, Lin X, et al. Exosomes increased angiogenesis in papillary thyroid cancer microenvironment. Endocr Relat Cancer. 2019;26(5):525–38.
44. Lodewijk L, van Diest P, van der Groep P, et al. Expression of HIF-1α in medullary thyroid cancer identifies a subgroup with poor prognosis. Oncotarget. 2017;8(17):28650–9.
45. Lodewijk L, Willems SM, Dreijerink KM, et al. The theranostic target prostate-specific membrane antigen is expressed in medullary thyroid cancer. Hum Pathol. 2018;81:245–54.
46. Marećko I, Cvejić D, Tatić S, et al. Expression of matrix metalloproteinase-2 and its tissue inhibitor-2 in fetal and neoplastic thyroid tissue and their significance as diagnostic and prognostic markers in papillary carcinoma. Cancer Biomark. 2012;11(1):49–58.
47. Boufraqech M, Patel D, Nilubol N, et al. Lysyl oxidase is a key player in BRAF/MAPK pathway-driven thyroid cancer aggressiveness. Thyroid. 2019;29(1):79–92.